唯《ゆい》が行く！

当事者研究とオープンダイアローグ奮闘記

横道誠　著

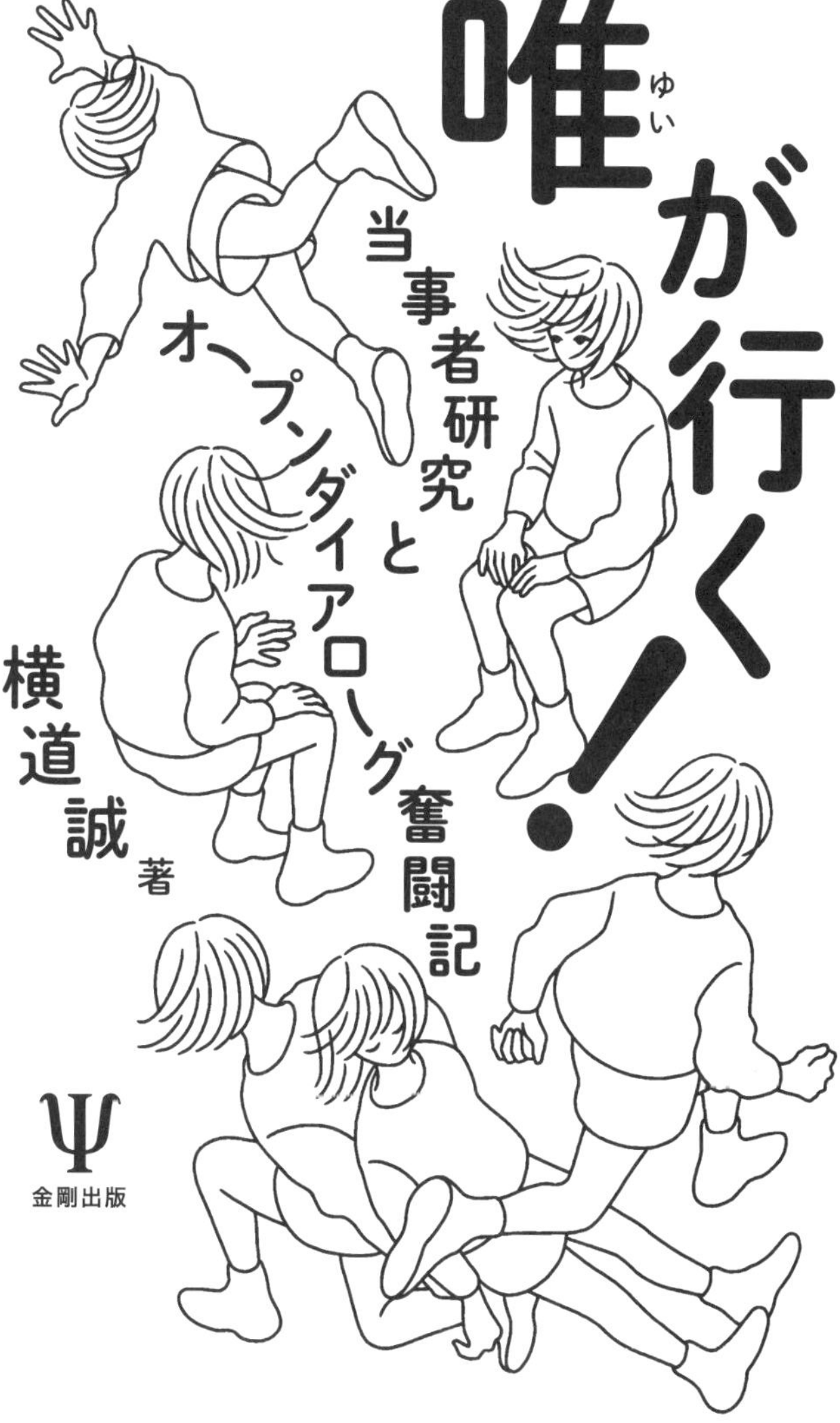

Ψ
金剛出版

はじめに

この本では、当事者研究とオープンダイアローグのミーティングは、どうすれば実践できるかを紹介していきます。舞台は医療施設や福祉施設ではなく、自助グループの会合です。物語形式での紹介に、理論的な考察やさまざまなおまけが付いています。

自助グループの歴史は、本書でも考察されるアルコホーリクス・アノニマス（ＡＡ）から始まりました。アルコール依存症に苦しむ当事者が集まり、体験談を語ることで回復に向かう、あるいは生きやすくなる効果があるとわかって、自助グループはさまざまに広がりました。ＡＡと同じ形態のＮＡ（ナルコティクス・アノニマス、薬物依存症者向け）、ＧＡ（ギャンブラーズ・アノニマス、ギャンブル依存症者向け）、ＳＡ（セクサホーリクス・アノニマス、性依存症者向け）、ＡＣＡ（アダルトチルドレン・アノニマス、機能不全家族出身者向け）のほかにも、さまざまな病気や障害のために自助グループが活動しています。

自助グループの会合のやり方はさまざまです。右に紹介した「アノニマス系」には、英語で〈No Cross-talk〉や〈No Feedback〉と呼ばれるルールがあり、日本では「言いっぱなし聞きっぱなし」として知られています。語られた内容に対して意見や感想を述べる、質問を提示する、議論を始めるといった応答は、いっさい認められていません。これは話し手を「ジャッジする」危険を削ぎおとすためです。そのような語りを順にひとりずつ淡々とやっていくのです。

また、紹介される機会は少ないけれど、「言いっぱなし聞きっぱなし」を採用していない自助グループもあります。「言いっぱなし聞きっぱなし」とは別の道から、ピアサポート（当事者仲間による支援）を模索しているのです。本書に登場するグループも、そのような集まりのひとつ。さあ、どんな風景が広がっているでしょうか。

唯《ゆい》が行く！　目次

『唯《ゆい》が行く！』本編では、自助グループに関わってゆく女子大学生・唯の物語を通して、当事者研究とオープンダイアローグの実践ケースに接することができます。グループに参加するいろいろな問題を抱える人たちの様子も、モデルケースとして参考にしていただけます。

（※本書の物語部分はフィクションであり、実在の人物・団体とは一切関係ありません）

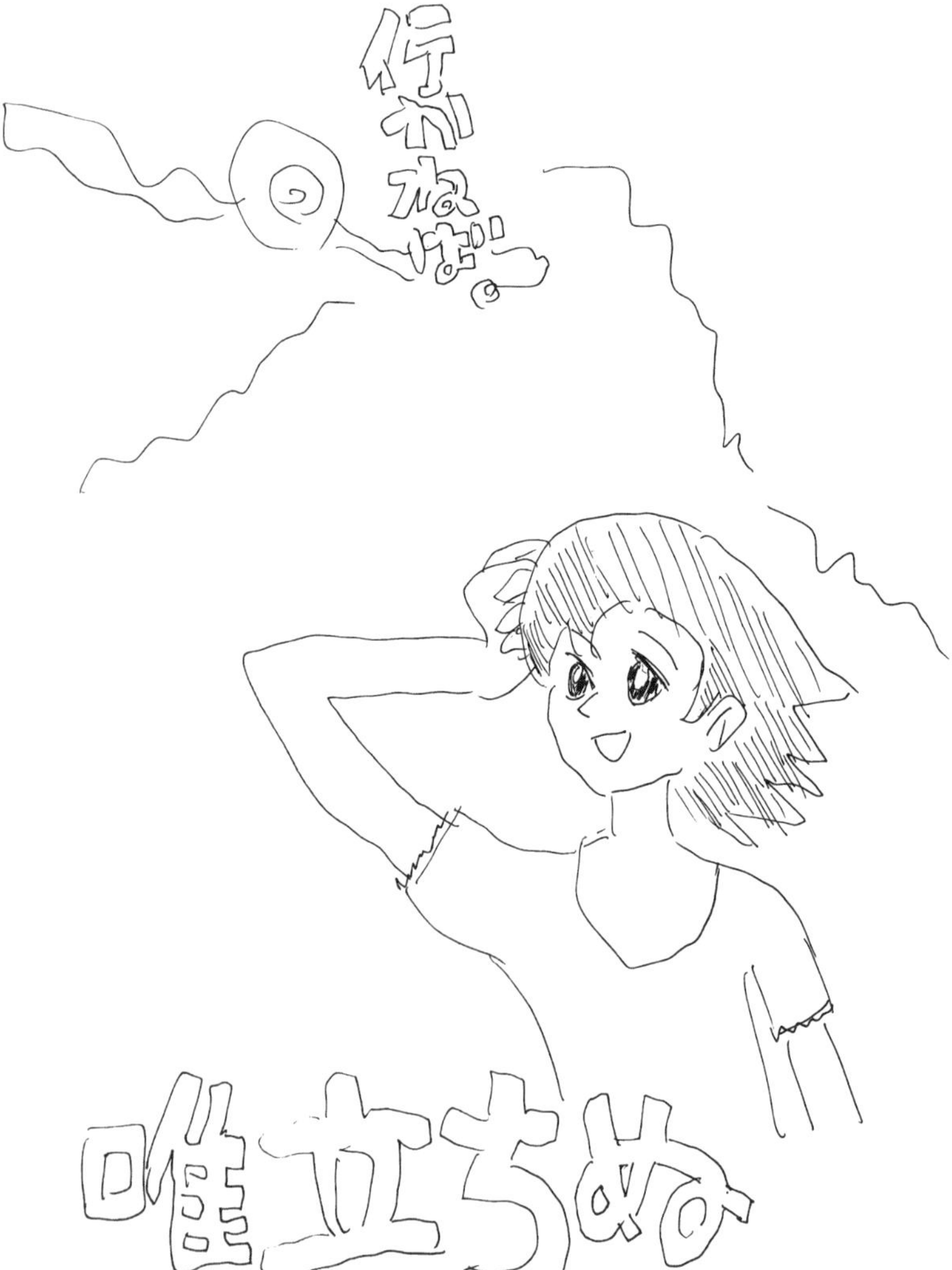

青空

五月 プロローグ

五月の連休、来たる。外は青空、快晴。白い雲がうんと伸びをしている。とても爽やかな空気。五月が来るたびに与謝野晶子の「五月礼賛」を思いだして、胸がキュッとなる。「はあぁ」と吐息が漏れる。

なのに、なのに、なのに！です。私は自分の部屋にこもって、いとしのタブレットとじっと睨めっこしてる。青々と輝く画面のなかにはふたりの男性。大学のサークル「輪っか」の先輩レンツさんと、サークルOBの無《む》ウさん。会議用アプリ「ゾーム」を使って会話中。私は墨を噴射するタコのように、くちびるを尖らせる。

「遊びに行きたいでござる！」

私が断固として言うと、レンツさんは興奮して応答してくれる。

「出た、唯ちゃんの「ござる」言葉」

対して無ウさんは、困ったようにほほえむ。猫の鈴も鳴りそうな苦笑い。

「おもしろい新人さんだね」

ふたりの反応が、まさにおふたりにぴったりと感じた私は、満足して大きくうなずく。

「ときは五月ですぞ！」

私はこの大学の福祉発達学科に今年入学した一回生（関西では「年生」ではなくて「回生」を使うんです）の四方唯《しかたゆい》。和歌山の串本出身。好きなものは透明感のある詩と、骨董市のガラクタと、韓国ドラマと、ジャージ姿と、赤福と、おでんと、小学生のときに白浜で拾ったピンク色の貝殻と、この大学の通学しやすい立地。

私はサークル「輪っか」の新入部員。「輪っか」は、障害を持ったいろんな人を支援して、その内容について共同研究をしているサークル。アルバイトをしたり、ボランティアに参加したりして、障害者支援に関わって、それぞれの研究成果をまとめていく。それを文化祭やオンラインイベントで発表する。じゃんじゃんドバドバ発表してしまう。

いま私が話していたふたりの男性はどなた？　お答えしましょう。

レンツさんは、本名・大津蓮。この大学の文学科二回生。『レンツ』っていうヨーロッパの短編小説から渾名を取ったのだと言う。授業中に教授が、「大津蓮くんか。オー、レンツ！　だね」と冗談を言っていたのにピンと来たそう。私は「なんだそりゃ」って思っちゃうけど、レンツさん本人は気に入って自分の渾名に使っている。やっぱり発達障害の人って不思議くん。ロボットっぽいところがかわいくてツボだ。

無ウさんは、二七歳くらいだったかな。卒業して五年が過ぎているけど、二〇代前半に見える。背丈は小柄で一六〇センチの私よりちょっと高いくらいだけど、キメ顔が韓国の人気俳優のようにかっこよくて、マッチングアプリなんかをやったら、引く手あまただと思う。それに！　無ウさんは、へんにカッコつけたところがない好青年。とても愛想が良くって、誰に対しても大袈裟なキメ顔を作って笑わせてくれる。タブレットの画面のなかでイケメン顔を作ってみせる無ウさんに向かって、私は思わず笑いころげてしまう。脇腹がビロビロンと伸ばされてる。

「やだ、無ウさんマジやばい、おもしろすぎ！」

声が生まれたばかりのイソギンチャクのように裏がえってしまった。

私はどちらかと言うと、男の子たちといるほうが楽に感じる。女の子たちとは、うまくいくこともあるけど、いかないことも多い。誰彼かまわず「距離が近い」ところがあって、それが一部の女子から「わざとらしい」と言われてしまったりする。「男の人に色目を使ってる」と非難されることもある。「なんてことをおっしゃいますやら！　女の子との距離も近いんだから許してよ」って抱きついたりすると、「それがわざとらしい」と言われちゃう。もちろん、仲良くしてくれる女の子もいるんだけど。

私はおもしろがりの笑いたがりなんだから、みんなと仲良くしてゲラゲラ笑っていたい。中学生のころまでは女子グループでも人気者だったのに、高校生になり、大学生になり、どんどん友だち作りが難しくなって、「とほほ」と枯れゆくヒナゲシのようにうなだれる。さみしいから、スマホで小学生時代の「クラスみんなで仲良し」だったころの写真を開いてみる。私の変顔が、われながらかわいい。

「輪っか」には、同学年の女友だちが何人かいるけど、女子の先輩たちからは戸惑われている。四月のあいだに抱きつきすぎたのかもしれない。露骨に鼻で笑われたこともあった。とても悲しいことです。でも、いま話しているレンツさんや無ウさんとはフィーリングが合うのを感じるから、「おもしろい」、「最高」、「やばい」などを連発して、ふだんのストレスを発散しておく。安心できる男性の先輩たち。

レンツさんが画面越しに私を指差して、「ぼくたちはバレーボール部の集まり？　フットサル部の集まり？」と発言する。物置の片隅に転がっている古いロボットみたいに、ちょっと泣きそうな感じで話す。

着ている青緑色のジャージが、皮肉られてしまった。でも私はタンポポの綿毛みたいに笑いころげる。高校生のころからこの格好で過ごすことが多くて、大学のキャンパス内もこの姿で徘徊している。道ゆく人にどこかの体育会系サークルのマネージャーだと間違われることが多くて、「輪っか」のことを説明すると、「えっ、文化系？」って、びっくりされる。

私の声が弾ける。

「やだレンツさん、「輪っか」に懸ける気合いを服装で表現してるんですよ！」

私は叫びながら、両手を使ってレンツさんの両肩をバンバン叩くような身振りをする。レンツさんはさっき私がやったのと同じ具合に口を尖らせる。

「ぼくは発達特性上、他人に接触されるのがとても苦手です。ヴァーチャルであっても、そういうのはやめてほしいんです」

ＡＳＤ（自閉スペクトラム症）の人は、影響を受けやすくもあるし、受けにくくもあるし、不思議。無ウさんはオジギソウが揺れるようなきれいな笑顔で笑いつづけてくれる。

「それにしても」と私はさらりと話題を切りかえる。バカな子と思われすぎても、悲しいから。

「集まったのが三人だけなんて、よもやよもやですね」

きょうはサークルの部員とＯＢが、大学の部室で親睦会を開催するはずだった。ところが今年はいろんな事情から、親睦会がオンライン開催になってしまったのだ。まるで青い小さなトカゲが、黄色と緑の縞模様に姿を変えてしまったみたいに。

たしかに、もう数日前から部室では「オンラインだなんて冴えないな」とぼやく声がちらほら聞こえていましたとも。でも私は「なんだかんだ言って大体の人は来るんでしょ」とタカをくくっていた。みんなも同じように言っていたから、安心していた。でもフタを開けてみたら、おやおや、まあまあ、「大体の人は来なかった」というわけ。そうして、私たち三人だけが画面越しに顔を見つめあっている。三人の視線がタブレットの表面でじゃれあっている。

「ま、まあ仕方ないね」

無ウさんには吃音《きつおん》がある。意思疎通に困難を来たすほどじゃない程度。整いすぎた顔立ちの無ウさん、クールな語り方をする無ウさんを、親しみやすくしてくれてるようで、私にはむしろ好ましい。

「ぼぼぼぼぼくは、有望なふたりの若者と実りある意見交換ができて、うれし、ししいよ」

実はさっきまで無ウさんはレンツさんと、「HSP」(ハイリー・センシティヴ・パーソン)について議論を交わしあっていた。「とても敏感な人」と訳されることもある言葉。いつからか「繊細さん」とも呼ばれるようになった。

レンツ　HSPの概念が、疑似科学的に使われている現状は、危険だと思うな。実際にはエレイン・N・アーロンの調査、あらゆる年代のおよそ五人にひとりが「極端に敏感」または「かなり敏感」だと感じているという電話調査が、さも実証された精神医学的・臨床心理学的言説のように受けとられているんですよね（アーロン 2000: 6）。

無ウ　ＨＳＰの概念を使うことで、日常生活でどんなことにこ、こ困っているのか、と当事者本人が話しやすくなるメリットはちぢち小さくない。そその言葉を使うことで、と「当事者」と自覚できて、同じような境遇の人とつながれるという意見もあるよ（大牟田 2021）。

レンツ　いまＨＳＰとして語られる人たちの特性は、感覚過敏を代表的な特性のひとつとするＡＳＤ（自閉スペクトラム症）の特性と、重なっています。実際にＨＳＰの悩みは、ＡＳＤの人と同じように、感覚プロファイルの検査などで拾われるものだと思います（小海 2015: 222）。つまり自分がＨＳＰだと感じている人は、発達障害の可能性が高いと思うんです。もちろん他の病気や障害かもしれませんが、いずれにしてもＨＳＰという概念を選ぶことで、適切な支援や医療に届かなくなる可能性があります（飯村 2021: 209）。それは良くないと思います。

無ウ　レンツくんにはＡＳＤがあるから、そそそそう思うんだね。

レンツ　はい。ＨＳＰと自称する人と話をしていると、病気や障害と見なされたくないという意見が出てくる。障害の当事者だと見られたくない、つまり障害者に対する差別や偏見の意識があるわけです。その意識によって、適切な支援を受けられず、いま以上に苦しんでしまう可能性があると思います。

無ウ　診断が出ないかぎり、病人や、しし障害者と見られたくないと考えるのは、おかしくないと思う。そそそ、それをさ差別や偏見の現れだとかか考えるのは厳しすぎると思うんだ。

レンツ　……。

無ウ　それに医学的世界観だけが唯一のた、ただ正しい世界観ではないはず。たとえばアダルトチルドレンという概念も、話題になりはじめた当初はひ、否定的な意見が多かったそうだよ。それは勝手に自称できるうさんくさい概念じゃないかって。でも最近では、アダルトチルドレンの問題は、ふ複雑性ＰＴＳＤという医学的概念で説明できるかもしれない、という考え方が出てきているよ (神田橋 2021: 21)。医学ではうまく捉えられない概念を、心理学の概念が先行して掬いとることはあると思うよ。

レンツ　近ごろは自称「ＨＳＰカウンセラー」などが登場して、怪しいビジネスを手がける事例なんかも出てきています。それに自分をＨＳＰと決めつけてレッテルを貼ることで、その人が、自分の複雑さや豊かさを縮減して理解するという危険もあります。

無ウ　怪しいビジネスのことは、たしかに憂慮すべきことかもし、しれない。でもレッテルがダメだっていうのなら、医学でもそ、そうでしょう。「自分にはトラウマがある」とか「自分は発達障害者だ」と思うことが、レッテルのようになって、マイナスに作用することはあるはずだ。

レンツ　……。

　無ウさんは私と同じ福祉発達学科の出身。卒業後は大手の障害者支援施設に勤務している。趣味は『万葉集』や『古事記』を読むことだとか。私は現代詩がとても好きだけれど、古文の世界はまだ空に浮かぶうどんみたいに遠い。

レンツさんの専門はヨーロッパ文学研究。私には外国の小説のことはもっとわからない。エドガー・アラン・ポーとか、英語の詩には好きなものもあるけれど。レンツさんはこの冬に、精神科で発達障害の診断を受けたとのこと。注意欠如・多動症（ADHD）。ASDの傾向もあるという。診断を受ける前は帰宅部だったのだけれど、二回生に進級するのをきっかけとして、この「輪っか」に入った。それで、先輩ではあるのだけれど、一回生の私と同じく「新入り」扱いされて、ときどき残念そうな顔をしている。

「そそそうか、レンツくんは滋賀の人なんだね」

「はい、いちばんの趣味は琵琶湖でブラックバスを釣ることです」

ふたりの会話に耳を傾けながら、このサークルに入って良かったとしみじみ思う。学科の授業内容の理解も進むし、顧問の先生も学科の教授だ。研究室に行って、「輪っか」で話題になっていることについて意見を伺うのが楽しい。このまえはその教授ったら、「ドミナントから離れているところにあるエイジェンシーが自分を見つめなおすことで、パーソナル・ナラティヴによるリフレーミングは容易になるのだから」って言いだして、「それ、なんじゃらほい。日本語でお願いします」って心のなかで愕然としたけど。同じ学科の子たちを、授業の前後に勧誘したけど、今年はあまりうちの学科から入ってくれなかった。残念。

連休前からアルバイトを始めて、週一回のペースで「猫街」というコミュニティホームに通っている。仕事内容は、心のリハビリテーションに励む社会人の支援をすること。掃除、備品の整理、食事の運搬などほとんど雑用だけれど、さまざまな職業と年齢の人に接することができて、社会勉強になる。「これは二年後に始まる就職活動でも有利になるんじゃないの？」とにやけてしまう。スタッフの皆さんも良い人ばかり。首筋をわしゃわしゃ掻いてもらってる犬みたいに、私は居心地よくしている。

ぼんやりしていると、タブレットの画面では無ウさんが本題に入っている。

無ウ　ふ、ふたりは当事者研究って知ってる？

唯　当事者研究？　それ、なんぞなもし。

レンツ　ぼくは本を読みましたよ。オープンダイアローグと似ているとかなんとか。

無ウ　そうそう。レンツくんは、専門が文学なのに勉強家だなあ。唯ちゃんは、それじゃあオープンダイアローグは、きき聞いたことある？

唯　ないと思います。まだ授業が始まって一カ月ですもん。悔しい、キー！

レンツ　去年の大学祭で、薛《せつ》さんが自由研究として提出したって聞きました。

唯　薛さんて副部長の？

レンツ　うん。留学生で三回生の薛さん。

無ウ　きみたちは、しし新入り同士、初々しいね。

レンツ　唯ちゃんと結婚したら尻に敷かれそうです。

唯　レンツさんはマイペースなところがいいんです。

無ウ　ふふふたりはつ、付きあってるの？

レンツ　いえ。全然。

唯　はい、全然です。

無ウ　そ、そう。やりとりがまぎらわしいよ。とにかくその当事者研究にこのまえ、は初めて参加したんだけど、とても良かったんだ。ぼくの吃音をテーマにしてもらってね。そそそれで「輪っか」のみんなにもおすすめしようと思ったわけ。どう？　きみたちも参加してみない？

レンツ　ぜひ参加したいです！

唯　私も興味あります。「当事者研究」って、不思議な名前。

無ウ　じゃあ次回、希望者を集めて行ってみようよ。きききっと良い意味でのカルチャーショックがあるよ。

レンツ　わかりました。

唯　楽しみでござる。

こうして私は、当事者研究の世界に足を踏みいれることになったのだ。

六月

マンガ「あめのみに」

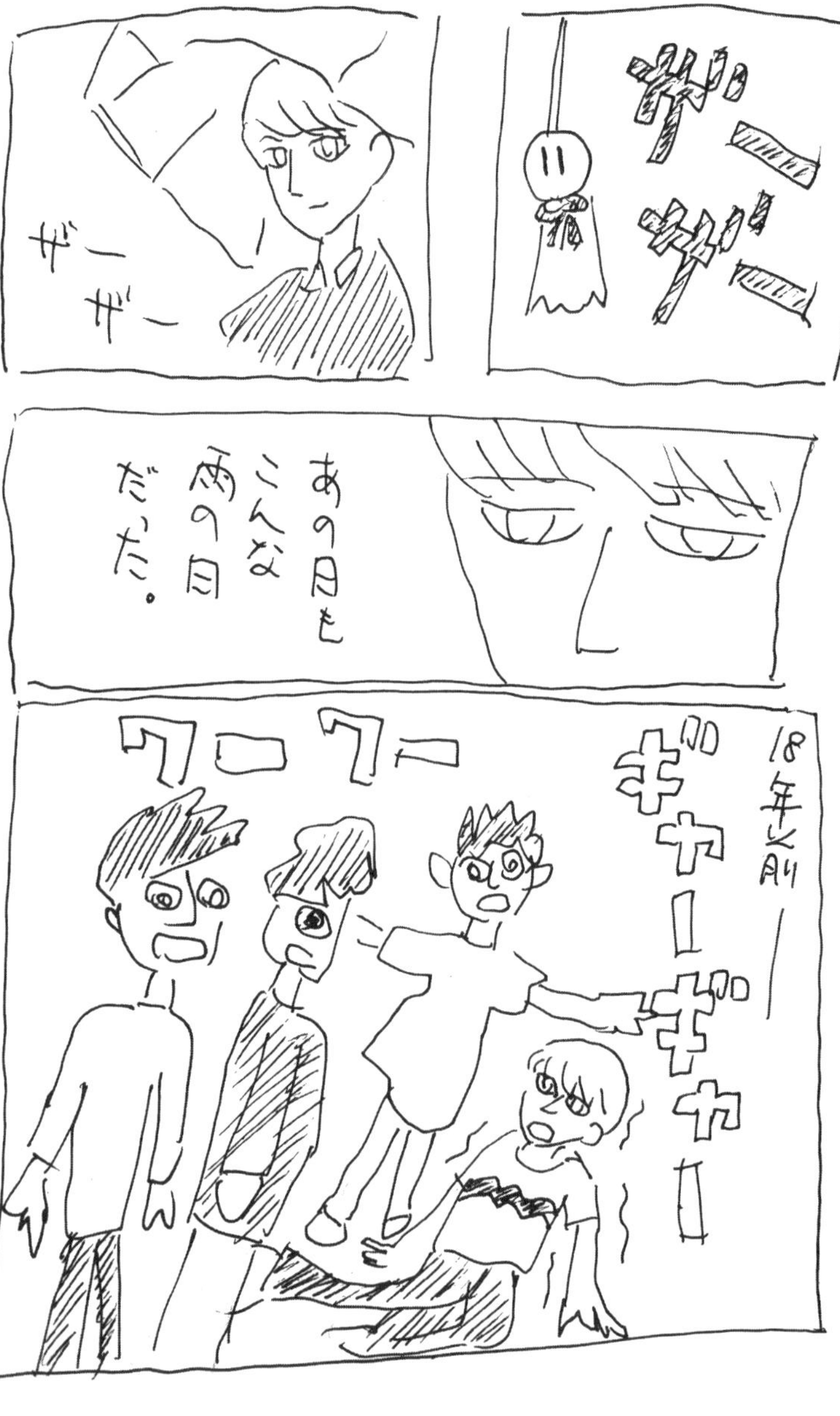
ザー
ザー
ザーザー
あの日もこんな雨の日だった。
18年ぶり
ギャーギャー
ワーワー

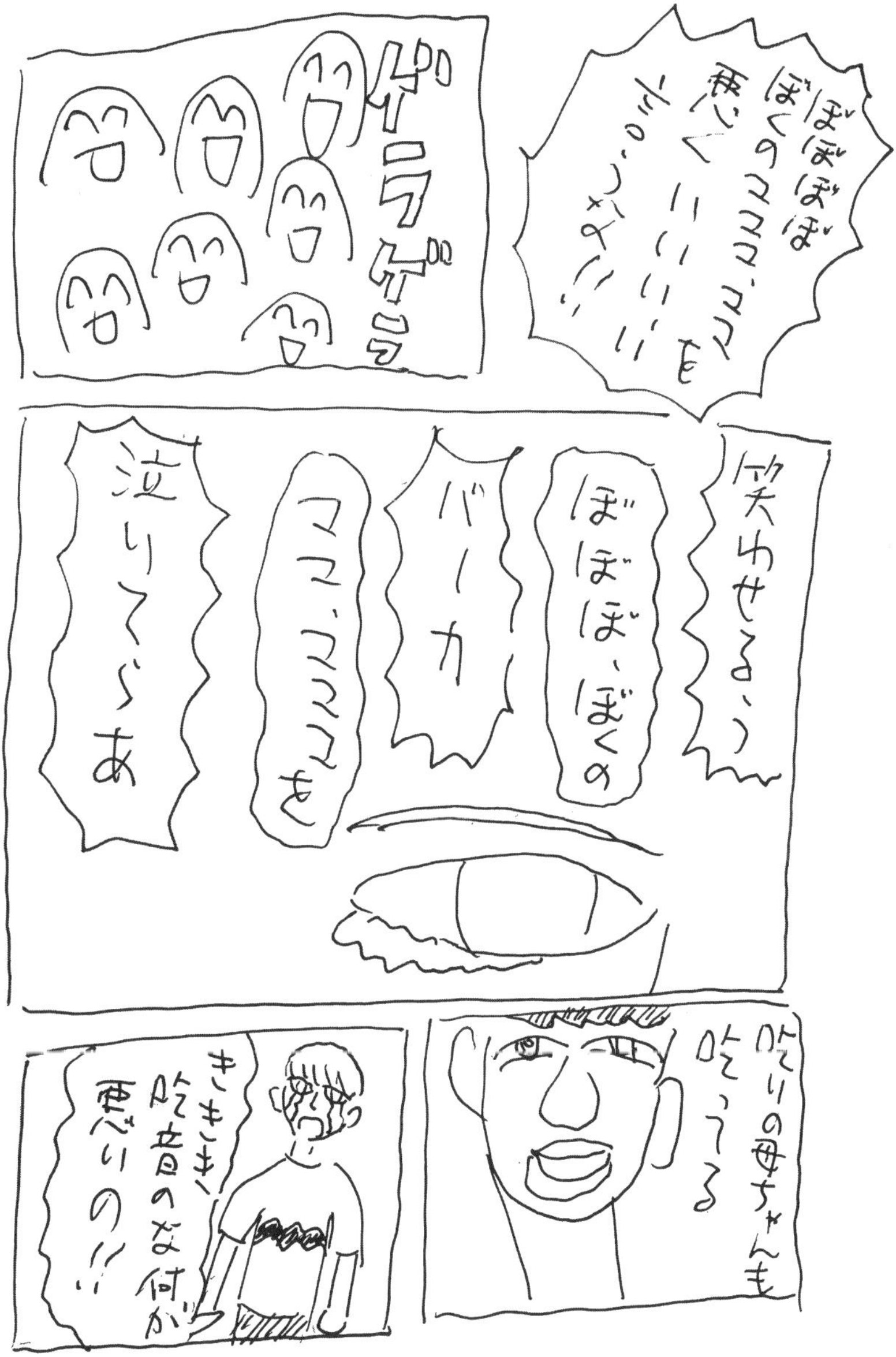
ぼぼぼぼ
ぼくのママママを
悪くいいいいい
言うなよ!!
ゲラゲラ
笑わせるっ
ぼぼぼ、ぼくの
バーカ
ママ、ママを
泣いてらあ
吃りの母ちゃんも
吃ってる
きききき、
吃音のな何が
悪いの!!

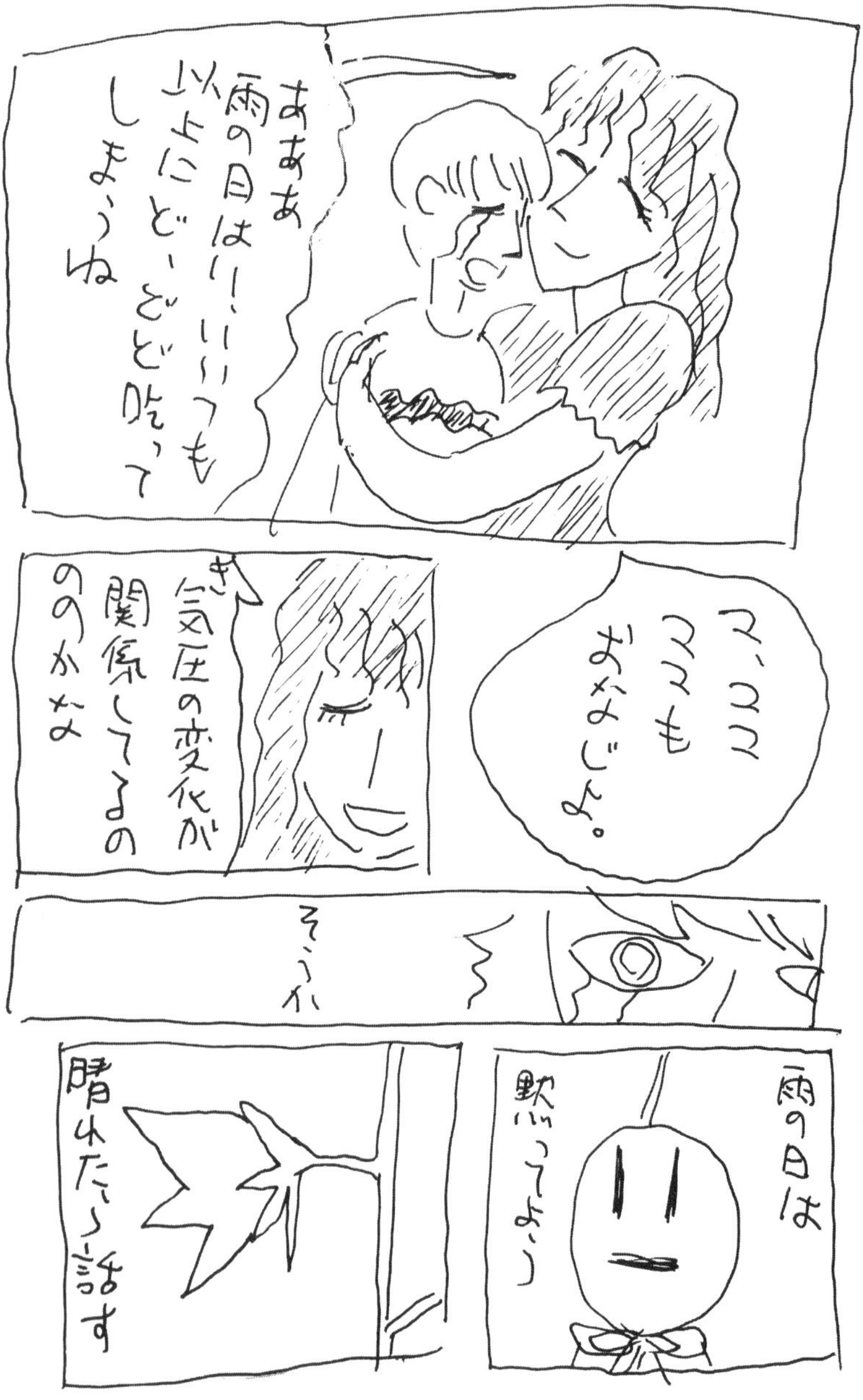
ああぁ
雨の日はい〜い〜つも以上にど〜どど吃ってしまうね
マ、ママもおなじよ。
き気圧の変化が関係してるののかな
そうか
雨の日は黙ってよう
晴れたら話す

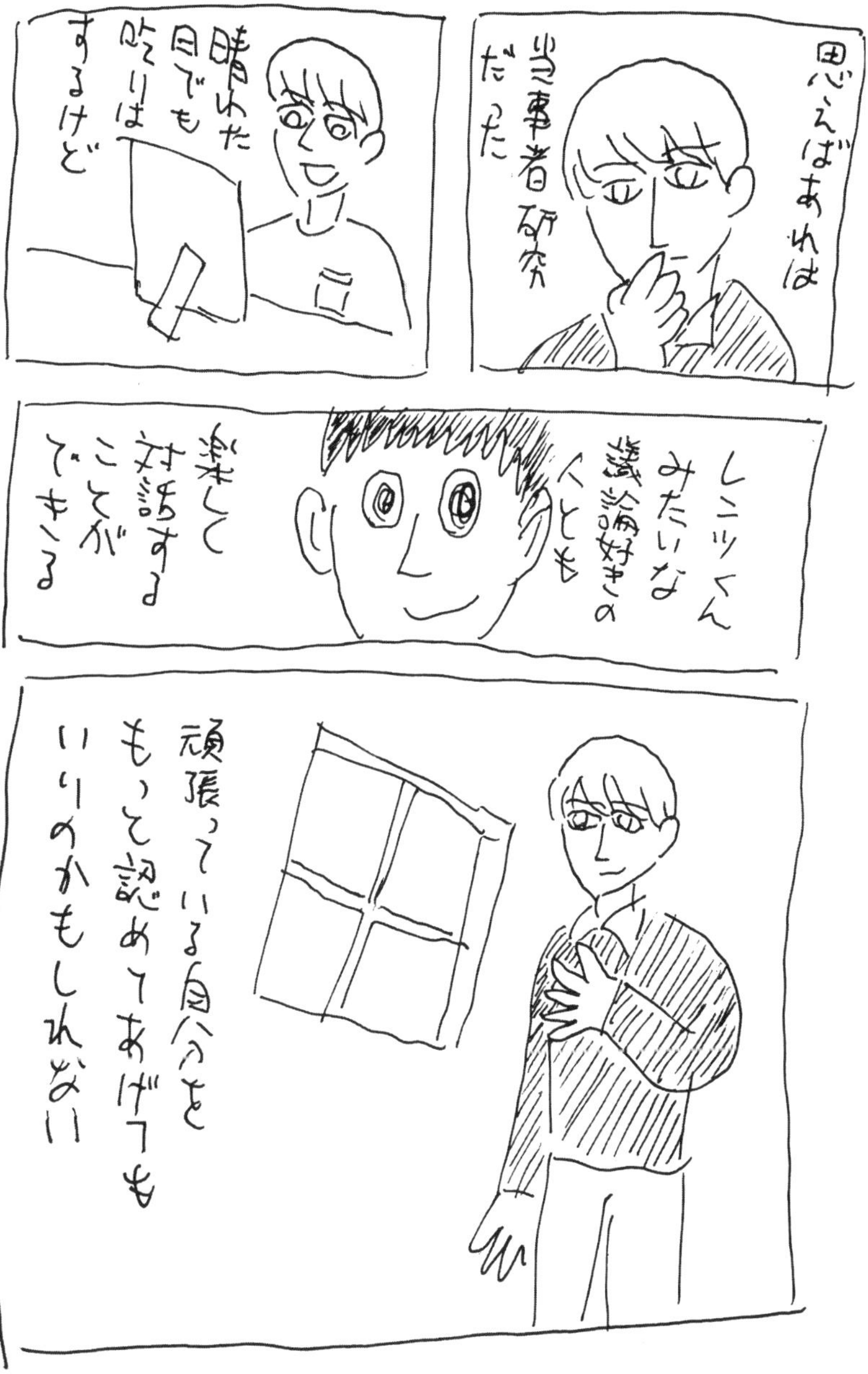
思えばあれは
当事者研究
だった
晴れた
日でも
叱りは
するけど
レニツくん
みたいな
議論好きの
人とも
楽しく
対話する
ことが
できる
頑張っている自分を
もっと認めてあげても
いいのかもしれない

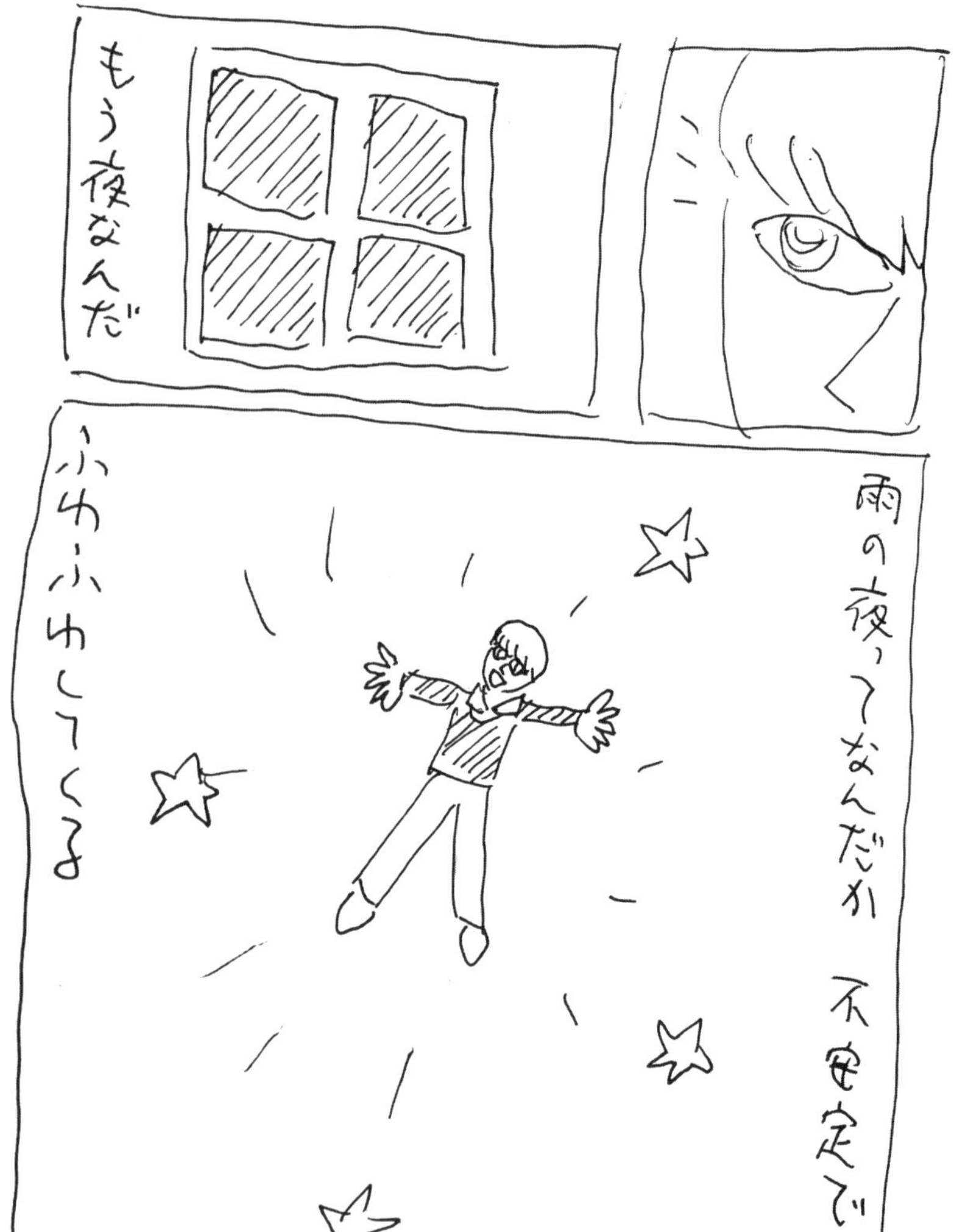
もう夜なんだ
雨の夜ってなんだか 不安定で
ふわふわしてくる

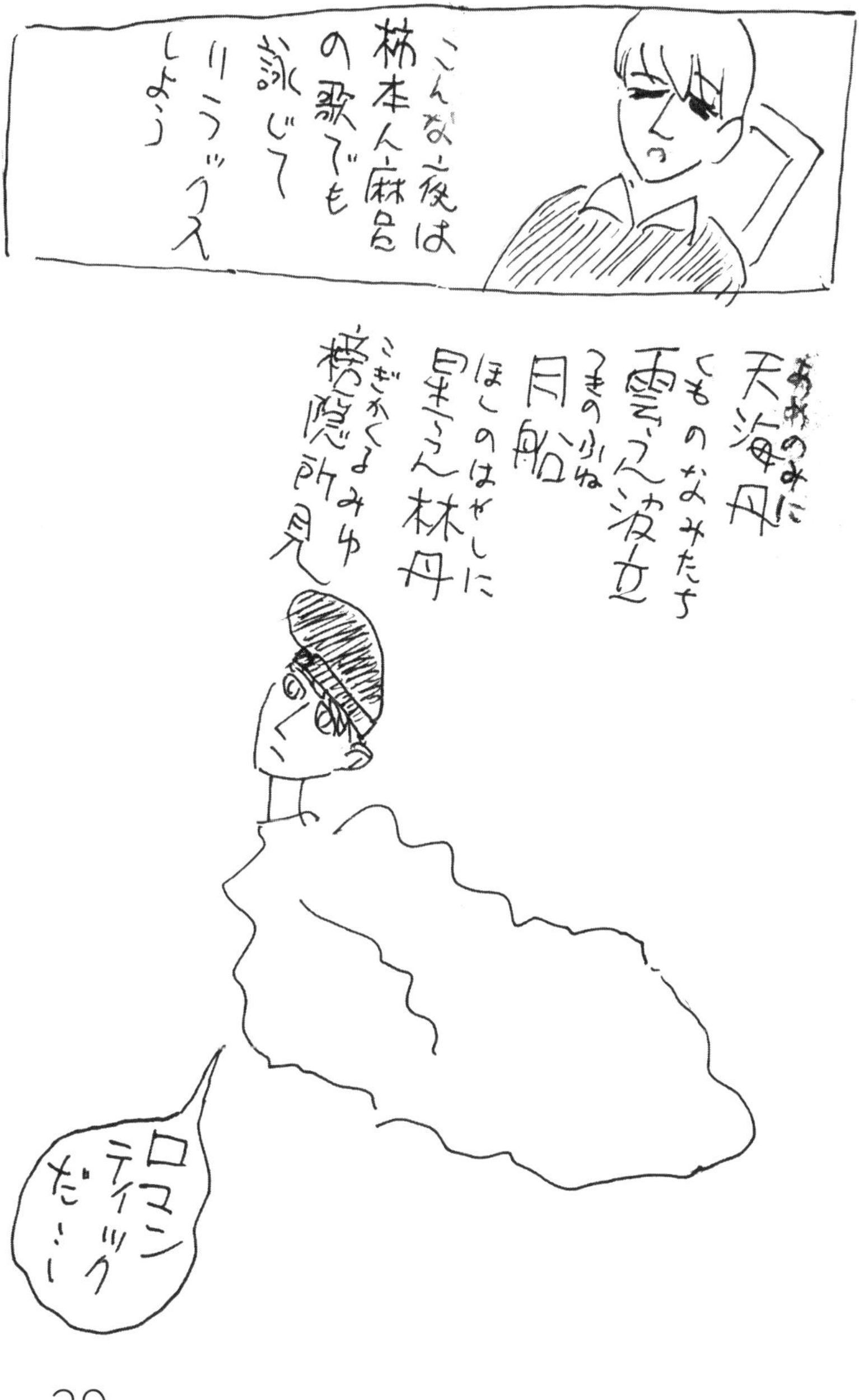
こんな夜は
柿本人麻呂の歌でも詠じてリラックスしよう
天海丹《あめのみに》
雲之波立《くものなみたち》
月船《つきのふね》
星之林丹《ほしのはやしに》
榜隠所見《こぎかくるみゆ》
ロマンティックだ

七月の対話

初めての当事者研究会

せっかく無ウさんに提案してもらったのに、残念だけど、五月と六月は私もレンツさんも予定が合わず、自助グループ「蕣《あさがお》」に参加することができなかった。私もレンツさんも、炒めすぎたモヤシみたいにぐんにゃりしてしまった。

五月は学科の仲良し女子グループで、草矢宗五監督の話題作『鼻からスパゲッティを食べて、それを耳から出す』を観に行く先約が入っていた。映画に詳しいほうではないけれど、私にとっては大傑作。息を呑む間も忘れて、画面に映し出された主人公たちの鼻の穴と耳の穴に見入っていた。

六月は、アルバイト先の「猫街」に休日出勤。利用者さんのための本を登録して、ビニールでコーティングして、配架する。合計一〇〇冊程度だけど、けっこうな重労働。私は「とほほ、とほほ」と言いながら作業をして、女子の先輩のアルバイトさんから、ねぎらうように肩をぽこぽこ叩かれた。

当事者研究に初めて参加する七月が来た。この時期の京都は、いやになるほど暑く、蒸してくる。京都出身の同級生たちは、「来月に向かってどんどん不快指数が上がるよ〜」と脅かしてくる。体より先に心がバテてしまいそうだ。抹茶のアイスティーを作って、五〇〇ミリリットルの水筒に入れて持ち歩くことにした。

さて当日。こんな暑い日にどうかと思ったけれど、「蕣」に行く前に時間があったから、レンツさんを強引にせかして、平安神宮の骨董市に出かけた。もちろん、六月のうちにジャージ姿は卒業してしまっている。きょうはいかにも身軽そうな桜色のワンピースを着る。ちょっと口幅ったいけれど、きょうは自分でも自分がかわいいと感じて気分が高揚する。レンツさんが隙を見て、ちらちらと私の全身を視界に収めようとしているの、自然と気づいてしまう。

私のちょっとディープな趣味、骨董市めぐり。器を買うこともあるけれど、特にガラクタの小物を少しずつ集めている。月に一回だけ京都や大阪の骨董市に出かけて、「これは!?」と心を打ったアイテムをひとつかふたつだけ買う。一個一〇〇円とか、五〇〇円とか、高くても一〇〇〇円とか。欲張りすぎないのが、長く楽しめる秘訣だということに、私はもう気づいてしまった。きょうはドングリを加工したタヌキの郷土人形を買う。すっごくブサイクで、すっごくかわいい。

歩きながら、レンツさんが話しかけてきた。口のなかがヨダレでいっぱいなふうのしゃべり方。

「ぼくも一時期は生き物のカプセルトイを集めまくっていたんだ。ガチャガチャポンという、あのわくわくする瞬間がたまらないんだよなあ」

「わかります！」

「でもぼくは、そういうのを果てしなく集めてしまう癖があるから。ＡＳＤ特性」

「ほほう？　そうなのですな」

「唯ちゃんは見てると、やっぱ違うんだなと思う。唯ちゃんはかわいいものを少しだけという集め方だから。ＡＳＤ的な強烈なこだわりがない」

レンツさんは発言に裏表がほとんどない。それにイライラする人もいるようだけれど、私には誠実に感じられて心地良い。愛すべきキャラだ。

平安神宮からずっと南東に歩いたところにある公民館まで、レンツさんとのんびり歩いた。とても暑い。河原町通には祇園祭の「コンチキチン」の拍子が響きわたっている。周りの人たちには、私たちが恋人同士に見えるかもしれない。サーティワンに入ってアイスクリームを食べたいな、と思いながら歩く。

公民館に着いて入口近くの電子パネルを見ると、目的の「蕣」が開催されている部屋が表示されている。エレベーターを使ってその部屋まで行く。深呼吸をスーハースーハーする。レンツさんも眼を見開いていて、少し緊張していることがわかる。

会場には無ウさんがいて、ソフトボールで一塁にじょうずに滑りこんだときのように、ほっとする。知らないおとなの人ばっかりだったら、やっぱり緊張してしまうもん。レンツさんと並んで座って、水筒の抹茶のアイスティーを飲む。ぬるくなったのどを、抹茶色の冷たい液体が潤していく。清涼感の奔流が全身にジュワッと浸透する。

続々と人が集まってきて、定刻。四〇代なかばくらいの男性が、部屋の前のほうで話しはじめた。東南アジアを思わせるシャツを着て、足元はビーチサンダル。丸メガネをかけて、顎髭を生やしているのが、かなり怪しげな印象。

「みなさん、こんにちは。私のアノニマス・ネーム——自助会で使う仮名のことですが——は「炊きたて」といいます。これからこの会合「蕣」の約束ごとについて説明しますね」

この集まりのハウスルールが説明される。炊きたてさんの隣にいる三〇代くらいの男性が、ホワイトボードに要点を記していく。この人はこざっぱりとしていて、「ザ☆清潔感」という印象だ。

炊きたてさんは語った。

炊きたて　まずは「自分自身で、共に」。参加者各自が自分の問題は自分で背負うということ。ちゃんと背負うことで、かえって自分の問題を処理しやすくなるからです。同時に、ここには同じように苦しんでいる仲間が集まっていますから、その仲間の力は遠慮せず借りましょう。「傾聴」。人が話しているときは、よくよく耳を傾けましょうということ。自分ではない人の話が、自分にとって大きなヒントになることは、とてもよくあります。「守秘義務」。このような自助グループは大概そうなのですが、ここで聞いた個人情報は他言無用です。ＳＮＳなどに書きこむのもやめてください。ただし、一般的な情報や経験に基づいた知恵なども得られますから、それらは自由にご活用ください。「入退室自由」。どうしても気分や体調が悪くなることもあると思います。ですから出入りはいつでも自由になさってください。気を遣わずに。そして「他者を否定しない」、「説教しない」。これらは簡単だからわかりますね。「助言は提案の形式で」。高圧的にならないためにそうしたほうが良いと思っています。

炊きたてさんはいかにもコッテリした印象を与える人だ。なんだかずっと昔の古いマンガから出てきたみたい。そう考えていると、自己紹介の時間が始まった。

司会の炊きたてさんは、四五歳。レンツさんと同じく発達障害をもっている。ＡＳＤとＬＤ（学習障害）を持っているとのこと。ふだんは精神科の開業医をやっていて、この公民館を利用して毎月この「彝」を開催しているという。お医者さんって変てこな人が多いけれど、炊きたてさんもそのイメージどおりだ。突然「どわわわわーっ」て暴れだしそうな危険な感じがする。

ホワイトボードを担当している刻一郎《ときいちろう》さんは、三四歳。二〇歳のときまで某カルト教団の二世信者だったという。アダルトチャイルド（アダルトチルドレンの単数形）、つまり機能不全家族の出身者。精神保健福祉士と公認心理師の資格を持っているけれど、この会には支援者としてでなく当事者として参加していると強調する。炊きたてさんとは仕事でも交流があって、お互いに「同志」として信頼しあっているらしい。私は男同士の絆って、いいねって思う。小学生のときに興奮して見た香港映画『銃声の仁義マン——死ぬな!!　真友《トモ》よ』を思いだしてしまう。

Q菜《きゅう》さんは二五歳。しゃべり方がぶっきらぼうで、ちょっと怖そうな印象の女の人。表情が硬くて、服装はとても色彩ゆたか。バイセクシュアルで、小学校でいじめられてから女性不信になって、高校生のときには交際していた男性からのＤＶ（家庭内暴力）経験で男性不信にもなったという。人間不信をなんとかしたいものの、悩みを吐きだす場がなくて、「彝」につながったと話す。自己紹介のあいだ、ずっと怒っているような顔つきだったので、Q菜さんが笑った顔を想像するのって難しいなって感じる。

イグさんは四八歳。柑橘系のすてきな香りがする人。ふんわり華やかで、蜜柑入りのヨーグルトを連想してしまう。長く摂食障害の拒食で苦しんだらしい。醜形恐怖症もあって、自分の容姿を実際以上に醜く感じてしまう。お父さんから「母さんに似ずにブサイクだな」と言われつづけたことがトラウマになっているそうだ。

「摂食障害は、一般的に母に対する娘のストレスから起こりやすいそうです。母と娘の関係は過密になりやすいですから、父親がいることで、それがやわらげられて、それで摂食障害が起きにくくなるそうです（キリアコフほか 2014）。私の場合には、その父親がむしろ摂食障害の要因になったわけだから、環境は最悪だったと思います」

イグさんは、同じ悩みを扱った萩尾望都のマンガ『イグアナの娘』から、自分のアノニマス・ネームをつけたとのこと。そのマンガ、また探してみようと思った。

つぎに話したのが無ウさん。無ウさんは障害者支援施設で重度の知的障害者の介助をしていること、前回この会に参加してとても勇気づけられたことを語っていた。それから、吃音の程度が重篤でないことにかえって後ろめたさを感じると告白する。私は「そんな感じ方あるの？」ってびっくりした。そして立ちあがって、実際に言った。

「そんな感じ方あるんですね」

「ときには自分はマイノリティの側じゃないって、思うこことができるんだ。そんなときに自分のズルさを感じてしまうんだ」

「そんなの別にズルくないと思います。誰だって何かの面ではマイノリティだし。血液型がAB型とか左利きとか、沖縄県出身だとか、モデルをやってる友だちがいるとか、女子だけど昆虫が大好きとか」

刻一郎さんが「まあまあ、まだ議論をする時間ではありませんから」と介入してくる。私は内心で「ごめんでござる」と言って、みんなに向かっては「ごめんなさい。お耳汚しでした」と言って着席する。

七〇歳のヤンヤンさん。ずっとひきこもっている四〇代の息子さんの将来が不安で、八〇五〇問題と言われてるもの――八〇代の親が五〇代の子を扶養しなくちゃいけない問題――の当事者になることをいまから予見して、不安でいっぱいだと話す。ヤンヤンさんは言う。

「何回かまえに初めて来たときに、当事者でなく当事者の家族だけれど、参加資格があるでしょうかと尋ねました。そしたら、当事者の家族もまた苦労の当事者ですから大歓迎と伝えられて、受けいれてもらえて、うれしかったです」

刻一郎さんが応答する。

「喜んでいただけて光栄です」

ヤンヤンさんは続ける。

「ひきこもりの人が部屋から出てくることができないのは、出てこさせようとする家族の側が旧来の価値観に縛られていて、それが当事者のストレスになっている場合があるという見解を、このまえ知りました（鈴木ほか 2017: 127）。こういう自助グループに参加して、家族から変わっていくのが重要ではないかと、いまは思っています」

レンツさんが指名されて、二〇歳だということ、ADHDとASD傾向があると診断されていることを説明し、今回が初参加です、どうかよろしくお願いしますと言ってお辞儀した。声のかすれ具合が、「ぼく緊張してます」と無言で語っている。

私の番が来た。私は立ちあがって話した。実はわざわざ立ちあがって自己紹介をしているのは私だけなのだけれど、こまかいことは気にしない。声が水面の波紋のように会場に広がる。

「私は本名の唯でお願いします。一八歳の大学生です。親族に双極性障害（躁鬱病）の人が多いです。双極には激しい躁と鬱のあるI型、軽躁と鬱のあるII型がありますけれど、父と母はともにI型で、デイケアで知りあって、禁止されていたけど連絡を取りあって恋仲になり、私を身ごもってできちゃった結婚をしました。私もよく「あ、躁になったかな」、「これは鬱かも」と発症を恐れています。どっちかというと、生まれつき躁っぽいです。まだ当事者と言えませんが受けいれてもらえるでしょうか」

刻一郎さんが答える。

「躁鬱に対する不安の当事者として受けいれることができますよ」

私は、サンマの塩焼きの大根おろしに醤油をかけるときみたいに、ニンマリした。

「ありがとうございます！」

炊きたて　さて、この「蕣」では毎回二、三人の当事者研究を扱っています。そこで私から提案なのですが、良かったらきょうは初参加の若いおふたりの研究からやってみませんか。

刻一郎　自分もそれが良いと思ってました。

イグ　異議ありませーん。

炊きたて　ほかのかたもそれでよろしいようなら、まず唯さん、そのあとレンツさんの当事者研究をやりましょう。よろしいでしょうか。

レンツ　ワクワクします！

唯　私もです！　正直こんな展開になるって予想してなかったので、要領を得ないかもしれませんけれど、よろしくお願いしますです、です、です。

レンツ　出た、唯ちゃんの「ひとりエコー」だ……。

炊きたて　まず、いまの唯さんの苦労についてお話しください。

唯　「苦労」？　はてな。

炊きたて　困りごと、悩みごとと言いかえても良いです。

唯　なるほど。それなら、うーん……はい！　私はときどきノリが極端になってしまうことがあって、周りの人がよく引いてしまいます。高校一年生の初めには派手なグループからいじめられたこともあります。友だちもいたから深刻にはならなかったのですが。こんな感じの「苦労」で良いでしょうか。

炊きたて　ふむふむふむ、ふむふむふむふむ、ふむふむふむ。

レンツ　「ふむ」を一〇回も！

炊きたて　私も極端だから同情します。私にはASDのこだわりがあるから、朝食は桃の缶詰一択、夜は塩味のおにぎり一択。それをかれこれ半年ほど続けています。

唯　ヒョエー、すごい。ASDってそんななんだ。レンツさんもそんな感じなんですか。

レンツ　ううん。ぼくは食べ物のこだわりは強くないから。同じものを食べつづけるのは耐えられないよ。ASDがあっても炊きたてさんみたいな人ばっかりじゃない。

炊きたて　当事者研究ではユーモアが大切なんですよ。ムフフフ。

刻一郎　友だちに横断歩道を渡るときに白い部分しか踏まないヤツがいたんだけど、いま思うと彼にも発達障害があったのかもしれないね。

炊きたて　純粋な遊びを目的としてそうする子もいますから、それだけではなんとも言えませんが、おとなになってもそうなら、発達障害を疑って良いと思います。

イグ　ちょっと話が横道に逸れてますよ！　唯ちゃん、自分のノリがうまくコントロールできないとのこと、とてもストレスがかかるでしょうね。ちゃんと発散はできてる？

唯　街中の本屋さんなんかをサイクリングしながら回るのが好きです。なかなか買えない本も多いのですけれど。

Q菜　それ最近もやってるか。

唯　この春は雨が多かったですし、そう言えば大学に入ってからはやってませんね。京都にはおもしろそうな本屋さんが多いのにな、と残念に思ってました。知らず知らずのうちにストレスが溜まっていたことに気づいちゃいますね。

炊きたて　ノリがおかしくなりがち、ということに関して、それを避けるために唯さんなりに努力していることはありますか。

唯　よく寝ること！　寝ないとメロメロにおかしくなります。

刻一郎　さて唯さん。

唯　はい。

刻一郎　助言をされるのはイヤだというかたもいるのですが、唯さんはどうでしょう。

唯　私はまだ若くて――と言っても皆さんも若いですけれども――たくさん知識を得たいです。ですから助言はたくさん欲しいです。

炊きたて　ちゃんと自分で選択できますか。他者の助言に振りまわされると、逆に生きづらくなりますから。

唯　振りまわされないように気をつけます。

刻一郎　じゃあ、みなさん、何か「提案」できることはありますか。できれば御自身の体験を紹介するという形式になっていると、控えめさが出て良いと思います。

無ウ　発言しても良いでしょうか。

刻一郎　どうぞ。

無ウ　ぼくは吃りにくいようにと、じじじ自己紹介などでは発言テンプレート集を揃えてるんだ。唯ちゃんもそ、それが使えるのじゃないかなと。安定するよ。

炊きたて　実は私もそのテクニックを使ってます。ＡＳＤにはコミュニケーション障害と呼ばれるものがありますから。

唯　うーん、発言が堅苦しくならないかな。

炊きたて　堅苦しくはなります。

無ウ　きき基本テンプレそのまま使うんじゃなくて、そ、そのつど言い回しなんかを変えるとし、自然になるよ。

唯　じゃ、一応やってみて試行錯誤してみます。さて、せっかく話題提供者（？）になれたから、みなさんに知恵を貸して欲しいことがいろいろあります。

レンツ　ガンガン行こうぜ！

Q菜　うるせえんだよ。

唯　私はどうも女の子受けが悪いというか、女子のあいだで白い目で見られることが昔より多くなった気がしてます。そして男の人で私を好きになってくれる人は「変な子が好き」な人というか、ちょっと困った人が多いんです。それで高校のときには、少し大変な目にも遭いました。ストーカーされたりとか。

炊きたて　大変ですな。

唯　そこでいつもは元気そうにしているんですけれど、自分のことを好きになるのが難しいときもあります。きょうの朝も、ベッドのなかで、「うーん、うーん」ってうなって苦しんでました。どうしたら自分自身と仲直りすることができますか。

炊きたて　それでは、私の考え方を紹介します。私の場合は、自分の発達障害の特性を人格と混同しないことにしています。私の「発達特性」を、仮に「悪魔の球根」と呼ぶことにします。この名前に深い意味はありません。「ウギャア大帝」でも「ヨダレちゃん」でも良いのですけれども、その「悪魔の球根」を私はイヤでも飼育せざるを得ない状況に置かれていて、「ウギャア大帝」のせいで、私はほとほと困らされてしまっている、と考えています。また、そのように自分の人格と分けることで、問題の処置が簡単になります。こういうのを問題の「外在化」と呼びます（ホワイト

2009: 13-53)。

唯　私の場合は自分の困ったちゃんな「躁鬱特性」を飼っていると考えるのですね。

炊きたて　はい。

唯　無責任になりませんか。人に迷惑をかけても「自分のせいじゃないから」と開きなおるようになる気がしてしまいます。

刻一郎　それは人によると思うけど。でも、あくまでぼくの印象ですが、唯さんは大丈夫な気がするんだ。おかしな責任転嫁はしない人のような気がする。

イグ　私も話していいですか。

刻一郎　もちろんですよ！

イグ　この会でよく話題になるんだけど、障害やそれに関連する問題は、社会の側に責任があるとも言えるの。社会が弱い少数派を完全に支援するように整えられていれば、障害者は障害者にならなくてすむ。唯ちゃんが自己卑下しないですむように環境が調整されていないために、唯ちゃんは苦しんでいるわけでしょう。

唯　ふむふむふむ、ふむふむふむふむ、ふむふむふむ。

レンツ　コピペした！

唯　でもどうやったら、その環境調整をしてもらえるんですか。

イグ　社会的障壁はみんなひとりずつ違う。多数派が障壁を作っているわけだから、彼らがひとりずつ理解するようになることが大切だと思う（柘植／インクルーシブ教育の未来研究会 2019: 55)。

唯　すぐにどうこうなるわけではないんですね。
刻一郎　残念ながら、おそらくは。
唯　あの、ではもうひとつ。パニック障害とは違うと思うのですが、頭が真っ白になって思考停止することがあります。それでものごとの優先順位がうまくつけられなくなったりします。後回しにして良さそうなことから手をつけて、あとから追いつめられることが多いんです。
刻一郎　衝動的に動いてしまうということかな。
唯　そうです。
炊きたて　私にもそのようなときがあるから、パソコンみたいに自分をいったん強制終了して、改めて再起動している。私は湯船と冷たいシャワーを交互に楽しむ。
Q菜　私ならクラブに踊りに行ってチルアウトする。
レンツ　ぼくはウィキペディアの記事をだらだら読みまくる。
イグ　私はホットミルクを飲んでるよ。
唯　私はラジオ体操かな。♪ちゃーんちゃーんちゃちゃちゃん、ちゃちゃちゃちゃ、ちゃーんちゃーんちゃちゃん。
レンツ　ここで始めるなんて。
炊きたて　ははは。ナイスですね。集中しすぎて暴走状態になったら、すぐにラジオ体操をする。
無ウ　さ、ささらに、ぼくの方法の紹介。単純なことだけど、タスクはし、締め切りの早い順に処理していく。唯ちゃんにも向いてそうなら、どうぞ。

刻一郎　つまり自分用に最適化されたメソッドを確立していくことが大切なんだ。
唯　ふうむ。
炊きたて　いまどんな気持ちですか。良い気持ち？　悪い気持ち？
唯　いろいろ助言を受けて照れくさいですが、うれしいです。
炊きたて　私たちは実は助言はあまり良くないと思っていて、提案をしているつもりなんだけど、そうは感じられなかったかな。つまり助言には押しつけがましいところがあるから、選択肢の見本を並べていくというイメージで提案していったつもりなのだけれど。
唯　少なくとも押しつけがましさは感じませんでした。
レンツ　ぼくはちょっと感じたけどなあ。みんな話しすぎな感じがする……。
刻一郎　もう少し沈黙を大事にしたほうが良いかもしれないね。
炊きたて　さてみなさん、つぎは唯さんをみんなで褒めまくってみませんか。
唯　は？
炊きたて　私は唯さんを見ていて、日本の未来は明るいと感じましたよ。
刻一郎　自分にちゃんと向きあっている印象を受けました。
イグ　私が若いころは、こんなにしっかりしていなかった。
唯　いやいやいや。みなさん、どうしたんですか。
炊きたて　どうです唯さん、この集まりは良いでしょう。ここのリピーターになれば、きっと自分はひとりではない、自分には仲間がいると思えますよ。そうすると自己肯定感もあがるばかりだと思うんだな。どうですか。

レンツ　ガッツリと勧誘来た……。

唯　ご提案はうれしいのですが、まだきょう初めて参加したばかりなので、なんとも言えません。うまく想像できないというか。

刻一郎　炊きたてさん、ちょっと押しつけがましくなってしまいましたね。ワインブドウの果実はまだ若い。熟すのを焦ってはいけないということか。

唯　ワインブドウ⁉　何その謎の喩え。

炊きたて　ヤンヤンさんも、なにか発言されたいことはありませんか。

ヤンヤン　これはどれほど役に立つか判然としない話ではありますけれども、私は若いころはせかせかと生きていて、自分のことがきらいでした。ところが歳を取ると体力が落ちて、自然にゆったりと生きるようになり、自分のことを好きになってきました。

イグ　生活のひとつひとつの場面を愛おしむようになると、いろんなことが魅力的に見えてくるもんね。自分のひとつひとつの行動も愛おしんだら、魅力的に見えてくるというわけ。

ヤンヤン　はい。他人にもどんどん優しくなれました。唯さんはまじめそうにお見受けしますので、勉強にいそしんでいるとは思いますが、よく食べて、よく寝て、よく遊んでということを大事にしていくと、自己嫌悪に陥りにくくなっていくかもしれません。

炊きたて　なるほど。私もせっかちですが、自分のことがそんなに好きではないことと関係あるかもしれないんですね。

Q菜　あとは、つらそうにしている他人の心に寄りそってあげるとか。

炊きたて　ほう。

Q菜　自分の存在価値を自覚できるから。

刻一郎　唯さん。自分の両親は宗教上の理由で集団結婚をした人たちで、お互いに愛情がなかった。子どもの私に対する愛情も希薄で、家庭環境は崩壊していた。自分は両親の考え方を内面化してしまって、彼らが私に向きあうような仕方で、自分に向きあっていた。それでなかなか自分のことを好きになれなかった。私ときみは少しだけ似ていると思う。どうだろう、きみは私の気持ちに寄りそってくれるかい。

唯　うーん、「寄りそう」というのがどのくらいのレベルの話かわからないんですけれど、プライヴェートで何かしてほしいと言うんだったら「ごめんなさい」です。刻一郎さんの苦しみをおもんばかって胸を痛めるということでしたら、協力させていただきます。

刻一郎　説明が悪かったけど、もちろん後者の意味だよ。そしてありがとう。きみが「寄りそう」と言ってくれてとても救われた。

イグ　似たようなことだけど、私も。私はまだ心のなかでは自分の本体は短大生のときのままだって思ってるんだけど、どんどん歳を取っていくし、身近に亡くなる人も出てきて、くじけそうになることがあって。人生のいろんな局面でうまくいかないことを体験したけど、話を聴いてくれる人はほとんどいない。だから私も自分に嫌気が差すことがちょくちょくあります。唯ちゃんは、そんな私に共感してくれますか。

唯　はい、共感しやすいです。私も未来にはそうなるかもしれないなと。

イグ　ありがとう。唯ちゃんにそう言ってもらえて、安心と安全を感じることができます。

炊きたて　どうかね、唯さん。気持ち良いでしょう。

唯　はい。なんだかもぞもぞします。

炊きたて　これこそが人間愛ですよ。

レンツ　人間愛って死語じゃないか！

Q菜　黙って聞けや。

炊きたて　唯さん、なんだか自分の悩みが軽くなった気がしませんか。

レンツ　誘導尋問だ……。

イグ　ふふ、炊きたてさんのキャラに戸惑うのも無理ないね。

刻一郎　慣れるとおもしろいんだけど。

炊きたて　この場から生命のリズムが注ぎこまれている気がしませんか。

レンツ　生命のリズム……？　唯ちゃん、無理して理解してあげなくても良いと思うよ。

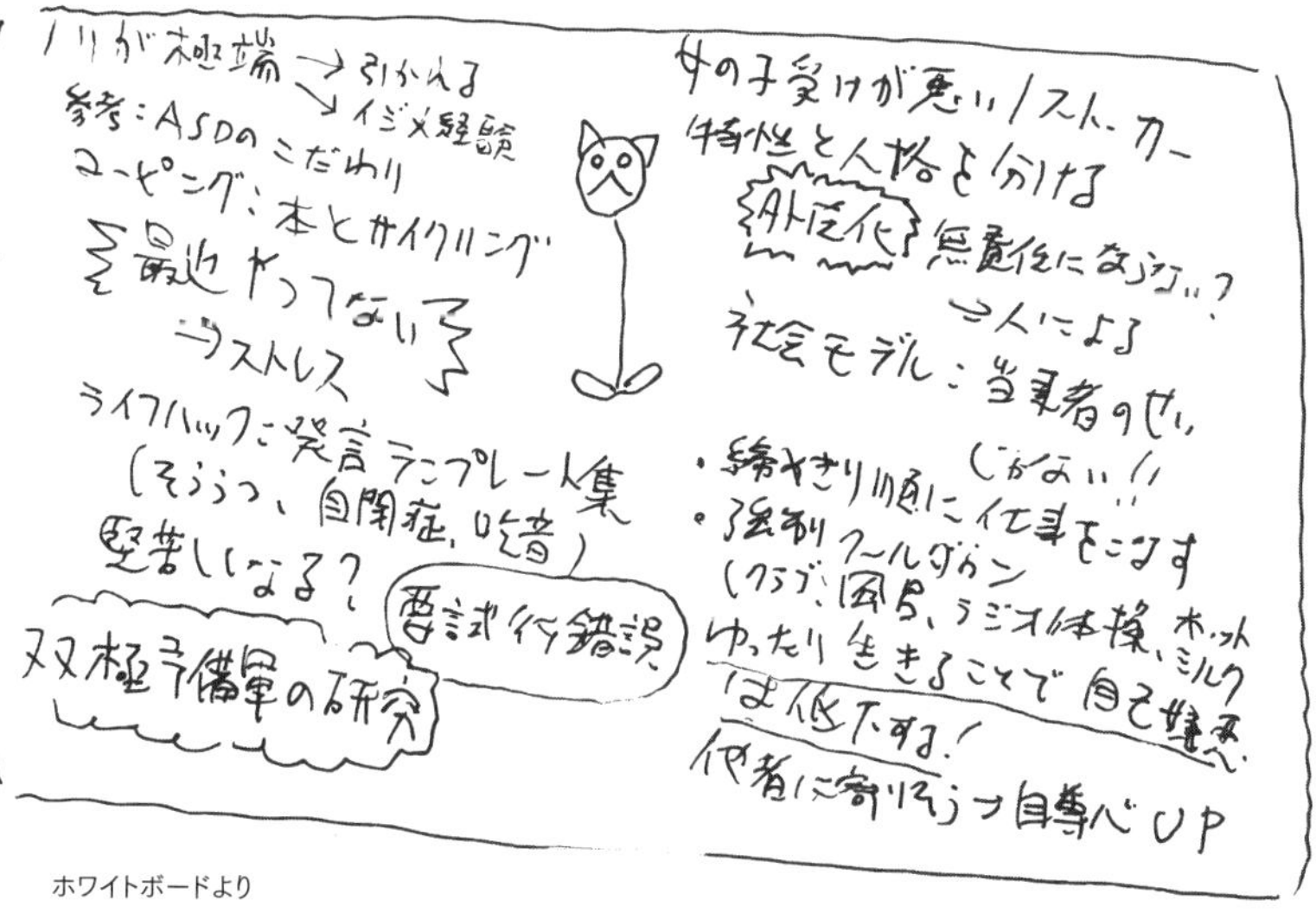
ノリが極端 → 引かれる
→ イジメ経験
参考：ASDのこだわり
コーピング：本とサイクリング
最近やってない
→ ストレス
ライフハック：発言テンプレート集
(そううつ、自閉症、吃音)
堅苦しくなる？
試行錯誤
双極予備軍の研究
女の子受けが悪い／ストーカー
特性と人格を分ける
外在化
無責任にならない？
→人による
社会モデル：当事者のせいじゃない!!
・締め切り順に仕事をこなす
・強制クールダウン
(クラブ、風呂、ラジオ体操、ホットミルク
ゆったり生きることで自己嫌悪は低下する！
他者に寄り添う→自尊心UP

ホワイトボードより

唯　レンツさん、気遣ってくれてありがとう。でも実際、なんとなくさっきより悩みが小さくなってる気が。生命のリズム？　っぽいものも？　感じるかも？

炊きたて　これが当事者研究の真の醍醐味。当事者研究では問題解決のためのいろんなアイデアやヒントを得られます。でも問題が解決しなくても、対話しているうちに、溶けて小さくなる、つまり解消が進むことがあります。問題解決を超えた問題解消です。生命のリズムがそうするのです。

レンツ　ほんとかなあ。

唯　じゃあ質問！　具体的にはどういう仕組みなんでしょ？

炊きたて　それはすぐに答えを求めるのではなくて、ご自身で考えてみてください。

唯　そうでござるか……。

私の今回の当事者研究は終わった。そのあとレンツさん、さらにイグさんの当事者研究が続いた。炊きたてさんはなんだか変な人だったけど、当事者研究っておもしろい。私はぼうっとした気持ちで家に帰った。ＬＩＮＥの家族グループにお父さん、お母さんから連絡が来ているから、家族全員が好きな『魔女の宅急便』のキャッチコピーを使って返信する。「落ち込んだりもしたけれど、わたしは元気です」。父も母も妹も「笑」「笑」「笑」と応答してくれる。

寝る前の日記にきょうの出来事をざっと記して、最後に「すごく素敵な時間だった」と書いた。近所で見かけた白いハナミズキの花を思いだしながら、その絵を簡単に描きくわえた。ハナミズキの花は寂しいようで強そうでもある。

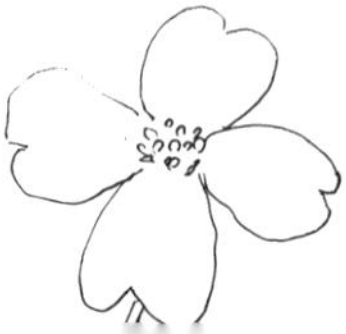

講義I

苦労とユーモア、人間愛、生命のリズム

こんにちは、京都市立大学の准教授、四方唯です。隔月の市民講座の時間がやってきましたね。死ぬほど暑いですけれど、みなさん挫けていませんか。私はいまから一八年前、京都で初めて夏を体験したときのことを思いだしています。

私が当事者研究とオープンダイアローグを統合して二種類の仕方で総合した「オープン研究」と「当事者ダイアローグ」を構築したということは、みなさんもテレビ番組などで見てくれて、ご存知かもしれません。今回からはもっと歴史をさかのぼって、オープン研究と当事者ダイアローグのもとになった「当事者研究」と「オープンダイアローグ」の基本について理解を深めていきましょう。

当事者研究とは何か

当事者研究は北海道浦河町にある「浦河べてるの家」で誕生しました。その主要な促進者と言える向谷地《むかいやち》生良《いくよし》さんは、つぎのように解説しています。

当事者研究では、当事者がかかえる固有の生きづらさ——見極めや対処が難しいさまざまな圧迫感（幻覚や妄想を含む）、不快なできごとや感覚（臭いや味、まわりの発する音や声など）、その他の身体の不調や症状、薬との付き合い方などの他、家族・仲間・職場における人間関係にかかわる苦労、日常生活とかかわりの深い制度やサービスの活用レベルまで、そこから生じるジレンマや葛藤を、自分の〝大切な苦労〟と捉えるところに特徴がある。そして、その中から生きやすさに向けた「研究テーマ」を見出し、その出来事や経験の背景にある前向きな意味や可能性、パターン等を見極め、仲間や関係者の経験も取り入れながら、自分らしいユニークな発想で、その人に合った〝自助——自分の助け方〟や理解を創造していくプロセスを重んじる（向谷地 2020）。

苦労に関する研究テーマを経て、「生きやすく」なるための「自助」の物語を作る。それが当事者研究だと言えます。

当事者研究の対象者は多様です。べてるの家で推進された初期（二〇〇〇年代）の当事者研究の記録を読むと、統合失調症や依存症の患者による研究が中心だったようです（浦河べてるの家 2005）。私が大学生だったころの状況も紹介しましょう。大阪府豊中市の「NPO法人そーね」では、「社会で枠にハマって擬態している人」、「健常者として規格品のフリをして枠の中で生きていこうとして自分をゆがめてしまった人」を対象にしていました（細川 2019: 114）。東京では「ダルク女性ハウス」が女性の依存症者を、「おとえもじて」が発達障害者を対象として、当事者研究の方法を独自に発展させつつ、活動をおこなっていました（綾屋 2017: 74–99）。同じく東京の就労継続支援B型事業所「Base Camp」では障害者を、やはり東京の「NPO法人soar」では障害者、難病者、LGBTQ+《プラス》、貧困・格差に苦しむおとなや子どもなど「社会的マイノリティ」全般を対象としていました。

ほかにも、東京大学先端科学技術研究センターで、働きやすさを促進するための企業のマネジメント改革に当事者研究を活用することが企画されました。どんな人にも「苦労」はありますよね。苦労のない人生は考えられません。そこで、病気や障害を持っている人でなくても当事者研究によって、苦労の解明に向きあうことが有意義だと考えられるようになったのです。

私が京都で参加し、のちに主宰を引きついだ「葬」では、「生きづらさを抱えた人すべて」のための当事者研究会を開いていました。初めて参加した大学生のとき以来の経験も踏まえて、みなさんに説明していきますね。

苦労、ユーモア、向谷地生良、フランクル

当事者研究では、「苦労」を自分のものとして引きうけなおすことで、それを自分で扱えるものへと仕立てなおします。その成立に関するもっとも的確な見取り図は、向谷地さんが示した「当事者研究の源流」の図に体現されています（向谷地 2020）。

この図の中心部分をひとことでまとめると、「べてるの家」が「ユーモア、反転／非援助、苦労の哲学」などの思想のもとで当事者研究を立ちあげて、そこに、企業で人材育成のためにおこなわれる「一人一研究」という発想、依存症からの回復やSST（social skills training／生活技能訓練）から学んだ実践知が合流していたということです。

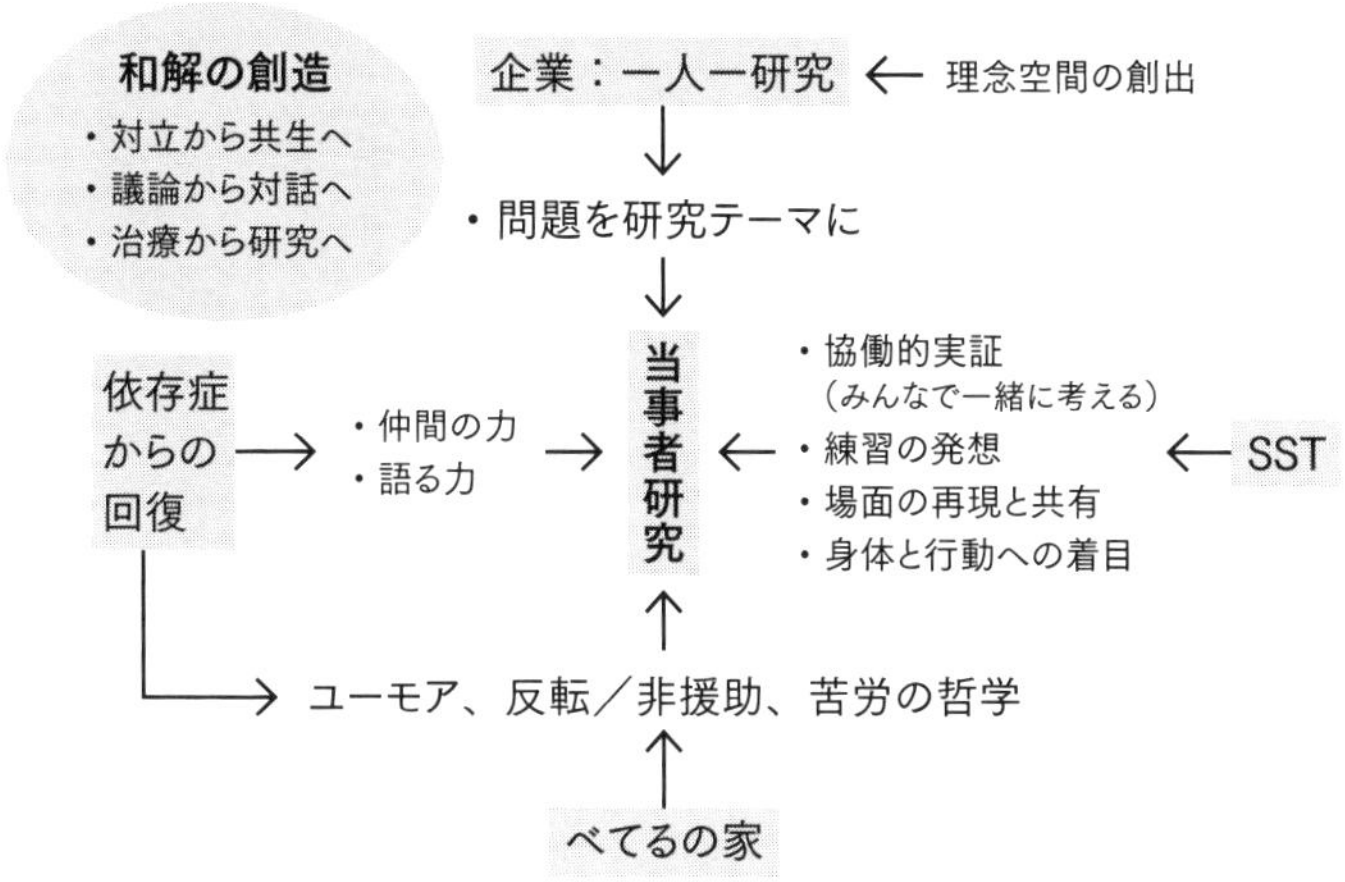

「当事者研究の源流」の図（向谷地 2020）

私は、当事者研究の最大の鍵は「べてるの家」の「ユーモア、反転／非援助、苦労の哲学」にあると思っています。これは、「ユーモア、反転」と「非援助、苦労の哲学」という異質な二種の要素を合体させたものですけれど、私たちは、この異質な二要素をともに重視した思想家がいたことを思いだせるでしょう。それはドイツの精神科医ヴィクトール・E・フランクルです。

向谷地さんは、フランクルへの傾倒を繰りかえし語っていました。二〇〇九年、彼は「意識的にも無意識的にももっとも影響を受けてきた」思想家はフランクルだと語りました（向谷地 2009: 85）。二〇一二年には、当事者研究の前史にあたる浦河の回復者クラブ活動で共有されていた人生観に関して、それはフランクルが主張する「苦悩の意味――苦悩において成熟し、苦悩において成長するのであり、苦悩はわれわれをより豊かに且つ強力にしてくれる」という信念に通じるものだったと説明しました（向谷地 2012a）。「苦悩において」以降の引用部分について向谷地さんは出典をあげていないものの、これはフランクルの『医師による魂の配慮』（Ärztliche Seelsorge）の邦訳『死と愛』からの引用にほかなりません（フランクル 1985: 119）。

同じ二〇一二年、向谷地さんは当事者研究に至るまでに自分が影響を受けた重要な三点の実践理論として、フランクルの実存分析、認知行動療法（CBT）とSST、そして患者とその状況を諸要因の関係性の集合体として理解するクルト・ゴールドシュタイン（神経科医・精神科医）の「認知・ヒューマニスティック・アプローチ」を挙げています。筆頭に言及されているのが、やはりフランクルの思想だということは、注目されて良いでしょう（向谷地 2012b: 263–266）。二〇一三年、「実存主義やフランクルの思想が大きなバックボーンとしてあるんですね」と尋ねられた向谷地さんは、「私は少なくとも影響を受けています」と改めて答えました。（向谷地 2013: 173）。

二〇二〇年、彼は「浦河べてるの家」の「苦労の哲学」に焦点を当てて、「「人間と苦悩」は切り離すことができないものであり、そもそも人間は、誰でも〝あたり前〟（プレディカメント――無くてはならない苦悩）に、「生きる苦悩」を与えられているホモパティエンス（苦悩する人間――フランクル）であり、人間は、その苦悩によって成長できる」と述べました（向谷地 2020）。

フランクルの根本思想――態度価値と苦悩

フランクルについて、さらに理解を深めてみることは有益です。この人について、みなさんはどのくらいご存知でしょうか。フランクルはナチス・ドイツの絶滅収容所を生きのび、『それでも人生に「諾」と言う――ある精神科医が強制収容所を体験する』という本でその体験を述懐したことで、国際的な知名度を誇ってきました。その邦訳『夜と霧』は、日本でも名著のなかの名著として読みつがれています。

フランクルは「実存分析」（Existenzanalyse）あるいは「意味中心療法」（Logotherapie／ロゴテラピー）として知られる精神療法（サイコセラピー、心理療法）の開発者でもあります。彼の思想の中心部には、ラテン語の古い格言〈Medica mente non medicamentis!〉（薬でなく精神で癒せ）があります（Frankl 2005: 40）。いかにも「当事者研究」に繋がっていきそうですね。

フランクルは、人間が「各人の唯一性」を生きていること、そのつどの「状況の一回性」を体験していることに注意を促しました（Frankl 2005: 102）。人間は「唯一かつ一回の可能性を実現する」という「特殊な使命」を持って実存している（: 102）。ちなみに「実存」とは、現状の自分は非本来的な自分だと考え、本来の自分自身であろうとする生き方のことです。そのような人間観が、フランクル思想の根幹にあります。この実存という考え方が妥当なものかどうかは、ちょっと措いておくことをお許しいただきたいのですけれど、ひとことだけ言っておくと、私自身はあまり納得できないところもあります。

それはさておき、フランクルは、人間は一回性と唯一性にもとづいて価値を生みだすことができると考えます。彼は人間が生みだす価値を、創出行為をつうじた創造価値、自然や芸術の美を鑑賞する際の体験価値、「人間が変更不可能な運命に対して、どのような態度を取るか」によって決まる態度価値の三種類に分類しました（Frankl 2005: 92–93）。
フランクルが挙げた実例を見てみましょう。手術が不可能なほどの重篤な脊髄腫瘍を患って、入院して死期を迎える青年の事例についてフランクルは語っています。その青年は、身体の麻痺によって職業活動ができなくなることで創造価値に恵まれなくなりました。病気の進行により、会話、読書、音楽を聴くという体験価値からも見放されてしまいます。ところが彼は、自分が死ぬ一日前、当直の医師に気配りを見せて、その医師が夜にわざわざ彼を訪れて注射をする手間をかけなくて良いように、それを夕方に済ませてくれるように依頼するという態度価値を見せたのです（Frankl 2005: 94–95）。

この三種類の価値という論理によってフランクルは、どれほど苦悩に満ちた体験でも、そこにはそれ自体で価値があるという考え方を提言しました。フランクルは語ります。「苦悩は感情鈍麻（アパシー）、つまり精神の枯死から人間を守るものだと言われている。私たちは苦悩するかぎり、精神が生き生きしている。そうだ、私たちは苦悩のなかで成熟し、苦悩ゆえに成長する――苦悩は私たちを豊かに、強力にするのだ」（Frankl 2005: 160）。

これは、向谷地さんが当事者研究の核心に見た「非援助、苦労の哲学」です。フランクルは『それでも人生に「諾」と言う』で、フョードル・ドストエフスキーの文言を引用しています。「私が恐ろしいことはひとつだけ。私が苦悩に値しない人間になることだ」と。フランクルは、苦悩を「最後に息を引きとるときまで奪われることがない人間の精神的自由」と呼び、そのような苦悩が収容所の「殉教者のような人々」に見られたと証言します（Frankl 2020: 103）。強制収容所のような悲惨な場所で、私たちは創造価値や体験価値を失ったとしても、「自分が今ここにありながら、このようにきわめて無理強いされた制約に対して、どのような態度を取るかという仕方」によって、態度価値を作りだすことができるのです（Frankl 2020: 103–104）。

ユーモア――生きのびる技術

向谷地さんが示した先の図式をもう一度だけ見てください。彼は当事者研究にとって「ユーモア、反転」も根本的な意義を有すると考えていました。これは何を意味するのでしょうか。ここで、ふたたびフランクルの思想に眼を向けます。

フランクルは、極限状況を生きのびるためのユーモアの力に着目しました。ユーモアは、強制収容所の状況に打ちひしがれないための秘策だったのです。彼が収容所で眼にしたユーモアは「萌芽状態」のものでしかなく、「数秒から数分だけのもの」だったとはいえ、それでも「自分を維持する戦いに役立つ魂の武器」として機能し、「人間が現に在るということにふさわしいもの、距離を作りだして状況を乗りこえさせてくれる何か」だったと記しています（Frankl 2020: 71）。なるほど、困難をきわめる状況で渾身のユーモアを放つことは、心が折れないための、生きのびるための技術ですよね。そして、そこにはまぎれもない態度価値が生まれています。「ユーモア」による「反転」が、人が「非援助」のままに「苦労の哲学」を担う主体に成長することを支えるのです。

フランクル的人間

フランクルは、人間の「根本特徴」を「人間を規定するものから、すでに自由になっている存在者」、「既定の制約下に置かれつつも、そういう規定のすべてを克服したり形成したりしつつ、超越する存在者」に見、また「永遠に完結しないことと自分自身に課題を設定すること」に見て、「人間存在とは、自由に存在することなのだから、それは責任を持って存在することだ」、「決断しながら存在するものだ」と定義します (Frankl 2005: 130–131)。人間は自分の絶対的な苦労を、困難をきわめた状況でも自分のものとして背負い、そのような仕方で態度価値を生みだすことができるという自由を獲得し、自分に課題を設定して責任を持つようになります。この仕組みがあるために、ひとりの人間に自由と責任が重なってきます。

向谷地さんはフランクルに見た共感を、別の思想家たちの内面にも見てとりました。ナチスの迫害を受けた神学者のパウル・ティリッヒの「プレディカメント」に対して、彼は「人間が本来的にもっているような苦しみ」、「人には越えてはならない、克服してはならない苦労や苦悩がある」と語って、「ほんとうにそうだなと思うんですよ」と述べました (浦河べてるの家 2002: 225)。さらに向谷地さんは、フランクルとティリッヒに惹かれていたために、精神病の入院患者に「ホモ・パティエンス」、つまり「苦悩する者」を見て共感したと述べています (向谷地 2008: 111–112)。しかも「人間は自然のうちで最もよわい一本の葦にすぎない。しかしそれは考へる葦である」とブレーズ・パスカルが『パンセ』でつづった「弱さ」こそ、「自分を超えた人間の普遍的な苦悩の原点を指し示し」、「人間の偉大さ」は「その弱さを知っていること」にあるとも述べていますから（向谷地 2018: 120）、彼の心のうちでは、パスカルは明らかにフランクルに重ねられ、理解されています。

質問と応答　当事者研究は誰が作った？

唯　みなさん、ここまでのところで質問はありませんか。

受講生A　基本的な事実の確認ですけれども、当事者研究は向谷地さんが作ったものということでしょうか。

唯　そのように感じたのなら、誤解を招いてしまいました。当事者研究は、べてるの家にいた当事者たちの共同制作によって生まれてきたと考えられます。ただ、そのなかで向谷地さんがリーダーシップを取っていて、理論形成にもっとも貢献したという経緯があります。そのために、向谷地さんの内なる理論的背景を知ることも大切だと考え、今回の講義を準備しました。

質問と応答　向谷地さんとキリスト教

受講生B　向谷地生良さんの思想は、フランクルとの関連で理解するのがもっとも適切という理解で良いでしょうか。

唯　実は私はそのように断言できないと考えています。先に述べたフランクルへの傾倒にもかかわらず、向谷地さんにとって最重要の思想的供給源がフランクルにあったと言えば、それは言いすぎになってしまいます。

受講生B　どうしてでしょうか。

唯　向谷地さんには、なによりもキリスト教徒としての横顔があるからです。この事実は彼がなぜフランクルの「苦悩」の思想に、そして精神病患者たちの苦労に惹かれたのかという問題に、光を当ててくれると思うのです。というのもキリスト教で、イエス・キリストは十字架上で絶望的な苦悩を経験することによって、人類の贖罪を成就したと考えられているからです。私たちは「苦悩」ないし「苦労」をつうじて、イエスと歩みを共にすることができます。たとえ、私たちがキリスト教徒ではないとしても、「苦悩」や「苦労」を通じて聖なる存在となります。だから向谷地さんは「べてるのあり方」は、「三十年以上に及ぶ当事者支援の経験」、「CBT」（認知行動療法）などのアイデア、そして「フランクルの考え方の影響」とともに、「何といっても聖書が指し示す人間観が基礎となっていると思います」、「聖書は、一貫して「弱さ」のもつ価値や可能性について言及している」と語ったのです（向谷地 2015: 69）。もう少し説明しても良いですか。

受講生B　はい。

唯　向谷地さんは、新約聖書の「ローマ人への手紙」から「私には、自分のしていることがわかりません。私は自分がしたいと思うことをしているのではなく、自分が憎むことを行っているからです」（7章15節、共同訳聖書実行委員会 2001）、「ですから、それを行っているのは、もはや私ではなく、私のうちに住みついている罪なのです」（7章17節）という文言を引用したことがありました（向谷地 2015: 32）。

私は二〇二〇年八月三〇日、関西セミナーハウス活動センターの特別公開講座「宣教と当事者研究――〝精神障がいと教会〟の経験から」にオンラインで参加して、いま挙げた文言から、当事者研究で取りくむ問題の「外在化」――問題を人から引きはなして対象化すること――が、すでに新約聖書の知恵として、部分的にだとしても先駆されていたと見なすことができるかもしれないけれども、そのようなことにあなたは思い入れをお持ちでしょうかと尋ねて、その通りですとの回答を得ました。聖書の思想をフランクルの思想が包みこみ、それが向谷地さんと「べてるの家」、そして当事者研究の最奥の基盤を形成しました。「べてるの家」は、ヘブライ語で神の家を意味する「べテル」と、そこから名前を取ったドイツの「総合医療・福祉施設ベーテル」を参照して、浦河教会の牧師だった宮島利光さんが命名したものです（向谷地・川村 2012: 114–115）。

質問と応答　当事者研究と人間愛

受講生C　結論すると、当事者研究はキリスト教的なものということなんですよね。

唯　実はそのように断言することもできません。当事者研究の底に宗教的な要素が流れているのはたしかですけれど、もっとも大切にされているのは博愛精神にもとづいた人間愛です。キリスト教の根本思想には隣人愛というものがあります。私は、この宗教的概念が世俗化したものが人間愛だと考えています。人間愛とか人間性の概念って、近代になってヨーロッパで生まれたものですから。

言葉というものは、人を救いもすれば、傷つけもする、ということを私はよく考えます。当事者研究では苦労を背負って、現実にユーモアをもって向きあうとともに、仲間の助力も得なければいけない。逆に、仲間の当事者研究にも力を貸してあげないといけない。そこでは博愛精神にもとづいた人間愛が必要になってきます。人間愛こそが当事者研究の最大の鍵だと言えるかもしれません。実際のところ、向谷地さんの発言や行動は、深い人間愛に裏打ちされています。当事者研究のこの性質は、「分かち合い一体となりつつあるという強い集団感情、あふれ出すような信頼感の表明、感情の身体的な表現、緊張がほどけ身体がくつろいでいく感じ」などが発生する「愛」(斎藤 2015: 173)の状況を重視するオープンダイアローグとの共通点のひとつなのですが、オープンダイアローグについては次回講義しますね。

質問と応答　生命のリズム

受講生D　苦労、ユーモア、人間愛。先生が考える当事者研究はその三点から説明できますか。

唯　もうひとつ追加したいのは生命のリズムということですね。これはこの連続講義の最終回にも関係してくる話なのですが、当事者研究や——まだ説明していませんが——オープンダイアローグには、人間が持つ生命のリズムについての考えを深めてくれる魅力があります。

受講生B　生命のリズムって、よくイメージできません。

唯　村澤和多里さんが、この「生命のリズム」という言葉によって当事者研究を説明しています。心と体のさまざまなリズムが乱れると不調になるけれど、新しい形でリズムをまとめていくことが、当事者研究だというのです。それはかつての自己に戻ることではなくて、過去の自己を弔いながら回復すること。心の傷を癒やして、失われた自己を追悼して、自己と共同体の関係を新しく編みなおすことなのです（村澤 2021: 360–362）。

みなさん、質問をありがとうございました。今回はみなさんから質問をいただいたおかげで、説明不足のところをいろいろ補うことができました。これからもみなさんとの応答を大切にしながら、講義を進めていこうと思います。

ゆかいなレンツくん 第1話

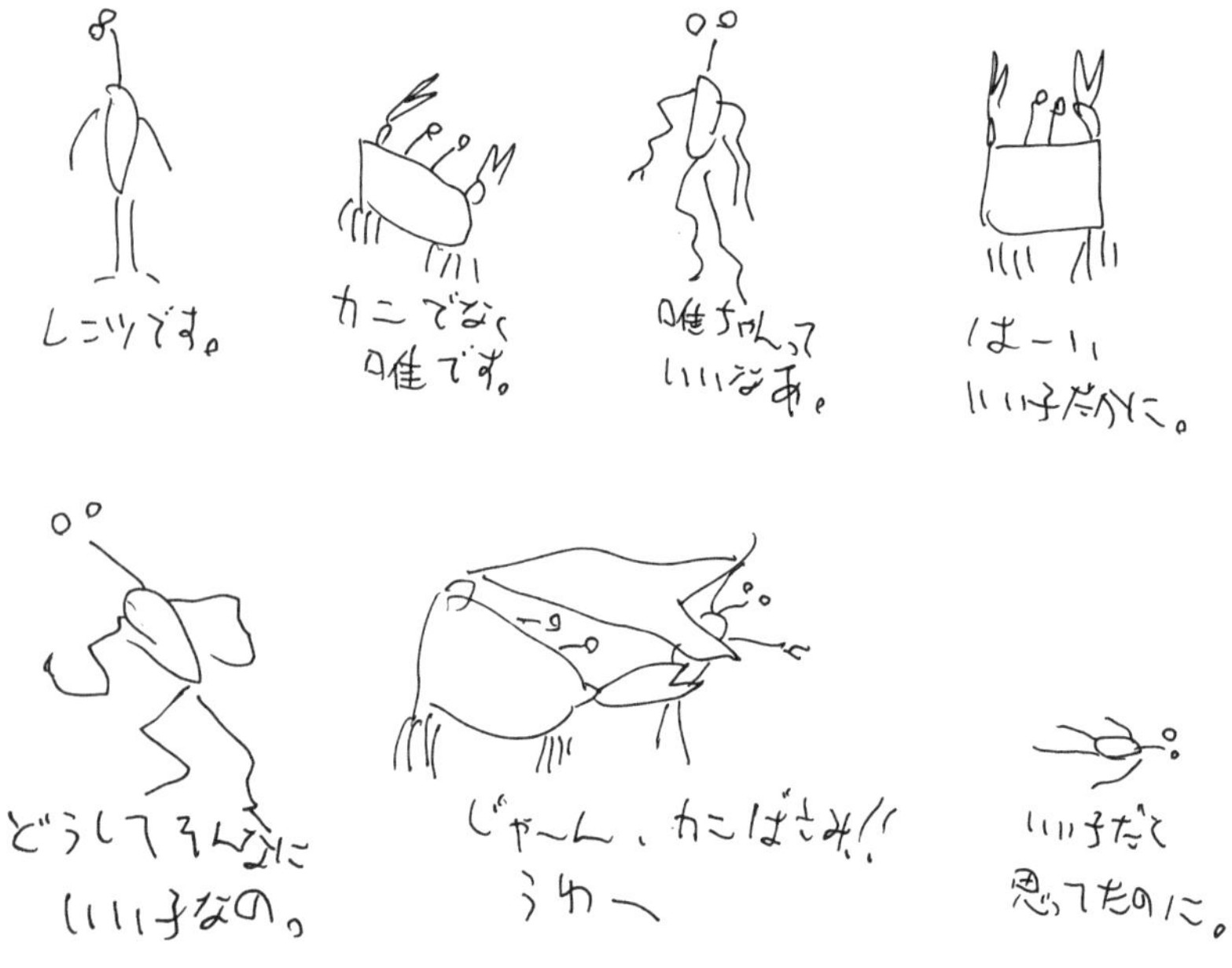
レンツです。
カニでなく唯です。
唯ちゃんっていいなあ。
はーい
いい子だかに。
どうしてそんなに
いい子なの。
じゃ〜ん、カにばさみ!!
うわ〜
いい子だと
思ってたのに。

八月　唯の詩

「ヤンヤンさん」

きょうは「蕣」の日
楽しみにしていた日

ヤンヤンさんの当事者研究
息子さんのひきこもりが悩ましい

無理やり引きずりだそうとして
激しく争ったことがある

「若い稲妻　ゆんゆん　ああ　何のために人間はいるのか」

ヤンヤンさんの名前は宗左近さんの詩を連想させる
そんなことをちらっと思いながら
お話に聞きいっていた

「発信　ゆんゆん　発信　ゆんゆん　発信　ゆんゆん　光と光」

ヤンヤンさんと息子さん
口をきかずに時間が過ぎた

もうどうしたら良いのかわからない
第三者に力を借りたこともあったけど

福祉の関係者に来てもらったときは
息子さんはその場でだけ愛想良くした

「若い竜巻　よんよん　ああ　何のために世界はあるのか」

ヤンヤンさんの息子さんはヨンヨンさんかな
そんなことをちらっと思いながら
お話に聞きいっていた

「受信　よんよん　受信　よんよん　受信　よんよん　緑と緑」

もうどうしたら良いのか
途方に暮れてしまいます

ヤンヤンさんの当事者研究
かぼそい声が胸を締めつける

どうにもできないと諦めて
十年以上が過ぎてしまった

「若い積乱雲　やんやん　ああ　何のために地球はあるのか」

ヤンヤンさんは若いころ　やんちゃだったかな
そんなことをちらっと思いながら
お話に聞きいっていた

「交信　やんやん　交信　やんやん　交信　やんやん　未来と未来」

炊きたてさんと刻一郎さんが言う

「時の流れが心を変えることがあります」
そう優しく声をかける

「十年まえに息子さんの心が一度
閉じてしまったとしても
十年経ったいまでは
息子さんは何かのきっかけを
求めているかもしれない
勇気を出して扉をまた
ノックしてみてはどうでしょう」

精神科医の助けを借りてみる
福祉行政の支援者に来てもらう
いろいろやってみると
十年まえには開かなかったドアが
いまはサッと開くかもしれない
「ヤンヤンさんが力を出せるように

「舜」のみんなが力づけます
プロの医者やソーシャルワーカーではないから
おうちに行って助けることはできませんが
息子さんと一緒にこの会に来るのは大歓迎
一度息子さんに提案してみてください
おもしろい会があるよって」

私は思った
家族で自助グループに参加するっていいな
いろんなことが解決しやすくなる気がする
炊きたてさんは言っていた
家族ごと変える　それはオープンダイアローグの考え方
オープンダイアローグ？
私はよくわからなかったけど
また調べてみようと思った
「ゆんゆん」
「よんよん」
「やんやん」

引用は宗左近（２０２１）より。

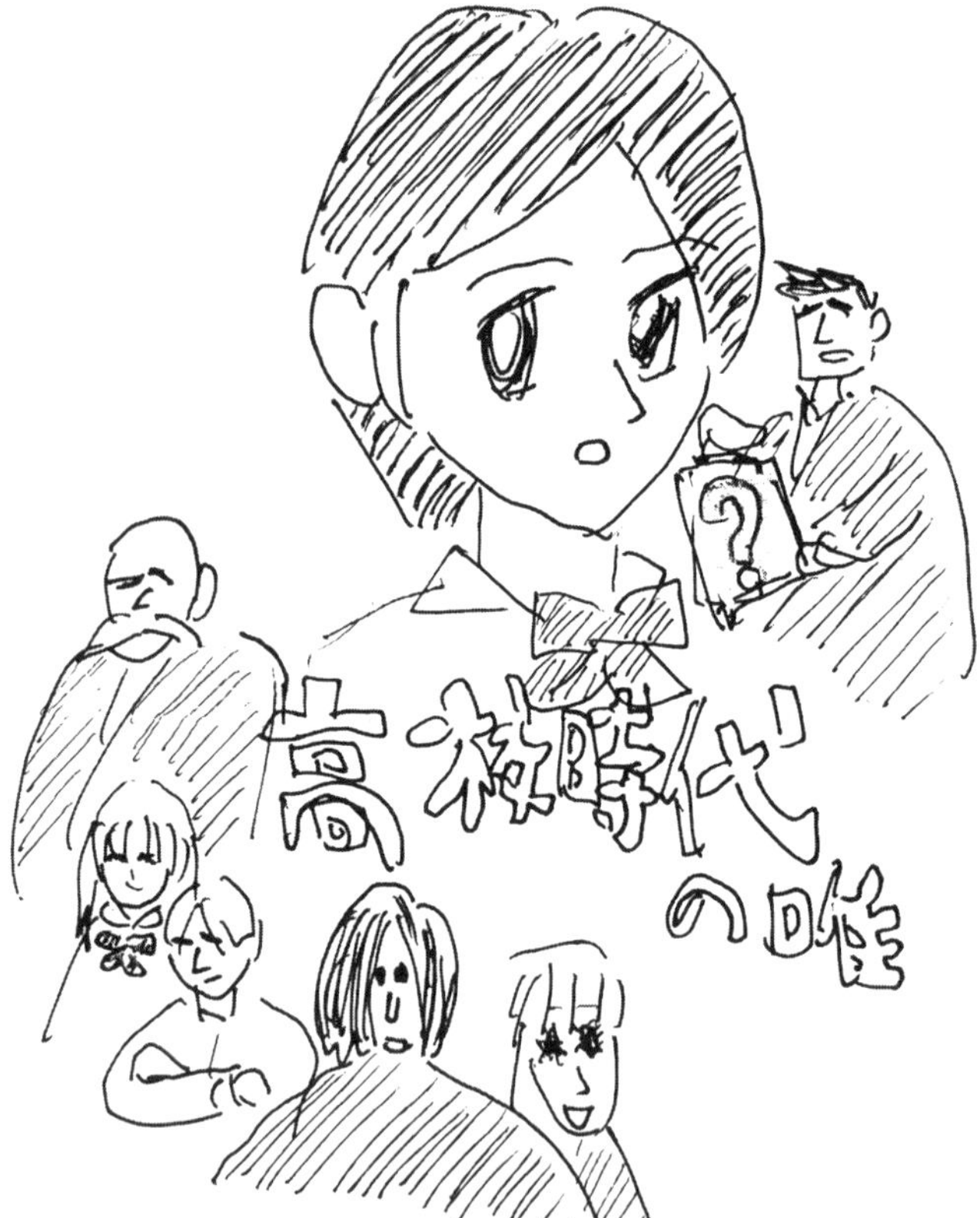

高校時代の唯

九月の対話

オープンダイアローグ・アプローチ（一）

七月末から八月なかばまで、地元の和歌山東牟婁郡串本に戻っていた。ここでは毎日のようにおいしい海鮮料理や牛肉を味わえる。高校のときの友だちとも連日のように会った。橋杭岩（日本国指定名勝かつ特別天然記念物！）を久しぶりに見にいく。浅瀬を歩きまわって、みかん味のアイスキャンデーを食べて。やっぱり地元は最高だ。

八月なかば、京都に戻った私は、レンツさんを強引に誘って貴船の河床に鮎を食べに行った。畳に座って、手先を川の流れに浸してみる。細かく踊る水しぶきが、私の心をパチパチ刺激する。レンツさんは「はああ、ひいい、ふうう、へええ、ほおお」と情けなく喘ぎながら、さっさと進む私を追いかけてきてくれた。太陽がギラリグラリと燃えていて、抹茶のアイスティーで喉をうるおすと最高に気持ち良い。

私は「メロンアイス百円」という文字が大きく書かれた黄緑色のTシャツにデニムの半ズボン。レンツさんはいつもどおり、「全身ユニクロです」という格好。擦れちがう人たちは、ときどき私のTシャツを見て困ったように苦笑いしている。貴船川でオオサンショウウオを見かけられたらうれしいんだけどな、と思いながら道を進んでいく。オオサンショウウオってかわいすぎる。冬になったら、オオサンショウウオ型のこんにゃくを買って、おでんに入れて頬ばりたい。

初めて訪れた貴船川周辺がほんとうに幻想的で、京都のことがいままで以上に好きになってしまった。なんだか昔の日本の幻想映画のような光景。でも鮎って骨が多くて食べるところ少ないな、と思いつつ香ばしい塩味を楽しんでいると、レンツさんは私の胸元を見ながら困ったように言った。

「そのTシャツはツッコんでいいの？　ツッコんだら負けなの？」

「へへー、おもしろいでしょ」

「ぼくは純粋な人だから、そういう難しいギャグ、困るんだよね」

「一〇〇円で買ったんじゃないですよ。その一〇倍くらいの値段ですよ」

「メロンアイスが好きなの？」

「まああかな」

「わけわかんないよ」

「慚愧《ざんき》の念に堪えませぬ」

「さ、左様か……」

「御意」

レンツさんは不器用ながら私のノリに合わせてくれる良い人だ。いつまでもこんなふうに仲良くしていられるといいなって思う。

「輪っか」では、八月下旬からいろいろな障害者支援施設に短期アルバイトに行って、障害に関する問題の理解を深めるという企画が組まれていた。私は以前から通っていた「猫街」に毎日のように通うようになって、そこにレンツさんと副部長の薛さんが短期バイトで合流した。日本に来て三年目の薛さんは、日本語を書くと少し怪しいところもあるけれど、日常会話はびっくりするくらい流暢だ。

「あ、唯ちゃん。おつかれー」

「ばったり出会ったときに「おつかれー」だなんて、薛さん私より日本語うまいんじゃないの！」

「まさか。豚もおだてりゃ木に登るだよ」

「薛さん、その言い回しはとっくに使われなくなってます」

そんな軽口を叩きながら、私たちはせっせと雑用に励んだ。無ウさんも在学中は「猫街」で二年ほどアルバイトを続けたと言っていたので、「めちゃくちゃいいバイト先ですね！」とメッセージを送ってみたところ、「数年前はそんなにいろんなプログラムはなかったよ。いいなあ」という返答が返ってきた。私たちはラッキーだったみたい。

八月も終わろうかというある日。「猫街」で実験的に「オープンダイアローグ・アプローチ」をやってみるというプログラムが導入された。フィンランドのなんとかという病院で導入されている統合失調症の人向けの精神療法を独自にアレンジして、鬱病などを罹患したここの通所者に適用してみる試みらしい。ちょうど人が少ない日で、私、レンツさん、薛さんも参加してほしいと頼まれた。私は好奇心だらけの瓜坊のように鼻息を荒くして参加することにした。

クライアントになるのは、ここに通所している三八歳の7海《なな　み》さんと三二歳の苺屋さん。7海さんはかなり体が大きくて、体重は百キロを超えていると笑っていた。満面笑みの素敵なお姉さんだから——一〇歳は若く見える——、私たちまでつられて笑顔になるけれど、「演技なのよ」と伝えられたことがある。

「悩みごとに縁遠そうに振る舞っているけれど、ここに通っているくらいだからね。食べ吐きのない過食にずっと苦しんでいて、この体型にもほとほと嫌気が差しているの」

7海さんの顔に暗い影が差したとき、眼をそらすと悪いような気がして、じっと見つめてしまった。胸のなかが結核菌に侵された戦前の人のようにザワザワする。

まず話し手を務めることになったのは苺屋さん。高齢者福祉施設で働いていたけれど、鬱を患ってこのコミュニティホームに通所するようになったとのこと。7海さんとは対照的に、苺屋さんはとっても痩せほそっている。その手を見ていると、あまりに骨ばっていて、少し怖くなってしまうくらい。

定刻になって、美希さんが部屋に入ってくる。美希さんはこのコミュニティホームの常勤の職員さんで、カウンセラーさんたちのアシスタントとして働いている。ふだん通所者に対応しているメインスタッフのひとりで、二七歳らしい。面長で、一九八〇年代のアイドル歌手の誰かに似ている気がするけれど、具体的に誰かは思いだせない。

美希さんはまず音楽を流して、「呼吸法」の時間を取る。聞きやすくアレンジされたジャズが流れてくる。私たちは椅子に座ったまま眼を閉じて、息を深く出し入れする。三分が過ぎて音楽が止まった。

美希　それではオープンダイアローグ・アプローチをやってみましょう。

レンツ　どうやってやるんですか。

美希　それをいまから説明しますね。まずはルールの確認。ここに貼っている紙のルールを順番に読んでいきましょう。はい、どうぞ。
7海「その一、自分にとってOKなコミュニケーションで」
苺屋「その二、ほかの人にとってもOKなコミュニケーションをめざす」
薛「その三、言いたくないことは言わなくて大丈夫！」
レンツ「その四、みんなのための時間です。話しすぎには注意」
唯「その五、つらくなったら無理せず退出！」
美希「その六、でもみんな心配するから、出ていくときには一声かけてね」。はい、ありがとう。では、苺屋さん、お話を聞かせてください。
苺屋　ええ。
美希　……。
苺屋　すみません。ちょっと頭の整理をしていて。
美希　御自身のペースで大丈夫ですよ。
苺屋　ありがとうございます。これまで何度も鬱になっては回復し、また鬱になるという過程を繰りかえしてきました。鬱になるのは、思うようにいかないことが多くて、ストレスを溜めこんでしまうからだと思います。
美希　……。
苺屋　人の顔色を伺ってばかりで、言いたいことがうまく言えません。それでいつも悶々としています。

美希　言いたいことが言えないのはどうしてだと苺屋さんは考えていますか。

苺屋　ＡＣ（アダルトチャイルド）の傾向があるからだと思います。母との関係はいつも緊張していました。

美希　お母さんとの思い出で、どんなことがあったのでしょうか。

苺屋　つらくない範囲で大丈夫ですか。

美希　もちろんです。

苺屋　いわゆる過干渉でした。小さいころから私の人生はいつも母にレールが敷かれていたんです。成人してからマシになったけど、まるでロールプレイングゲームで、親がやっていたゲームを途中から渡されたような感覚があって。自分の人生に真剣にのめりこめないというか、自分ひとりで人生を歩んでいけてる気がしません。

美希　……。

苺屋　マイナスをゼロにしていく人生です。どうやっても百点にはならないという絶望感があるんです。

美希　……。

苺屋　ムラ気な母が怖くて、早くにおとなになって母をなだめられるように、急いで成長しようともがきました。主治医の先生から「子どものころからおとなの役をさせられたから、内面では逆に成長が進まなかったのかも」と言われて、ハッとしました。家庭内で偽りの自分を演じてきたから、大切な人たちにもなかなか本音を言えません。「猫街」も通って半年くらい経て、ようやく自分を出せるようになりました。

美希　そうなんですね。少しずつ変わってきて、苺屋さんは良かったと思っていますか。

苺屋　思っています。

7海　あのう、いいですか。

苺屋　はい。

7海　親子関係の逆転が起こってしまったのかなと感じました。

美希　……。

7海　私はいろんな人に本音を言わなくても良いと思っているんです。だから本音は、ごくわずかな信頼できる人にだけ吐くようにしています。

美希　苺屋さんにとって、身近で自分をいちばん出せる人は誰ですか。

苺屋　恋人です。でもいままで誰と付きあっても、関係がおかしくなりました。人を信じて傷つくのを極端に恐れているからだと思います。どこまで私のことを好きでいてくれるのかを試したくなって、これは大丈夫か、これならどうか、とギリギリまで相手を試して、愛情の確認をしてばかり。結果、相手が疲弊して離れていきます。

美希　苺屋さんは以前、インナーチャイルド（心の内なる子ども）に興味があると言っていましたね。

苺屋　はい。自分で自分を大事にしてあげることで、心のなかで泣きわめいている子どもの自分、インナーチャイルドをあやす。それが回復につながる。詳しい知識はないけど、説得力を感じました。

薛　苺屋さんはなんと診断されているのでしょうか。

苺屋　古典的な意味での鬱病です。ＢＰＤの疑いありと言われたこともあります。

美希　そのように診断されて美希さんが何を感じたか気になります。

苺屋　好きになった人につきまとう傾向、自分の意図どおりにコントロールしようとする傾向が自分でもＢＰＤっぽいと思っていたので、「やっぱり」と感じました。

唯　すみません、ＢＰＤとはなんでしょう？

苺屋　境界性パーソナリティ障害です。

レンツ　くわしくは、ぼくがあとで教えてあげる！

美希　苺屋さんにとって、理想の未来とはどのようなものでしょうか。

苺屋　いまは母の人格がコピーされてしまったような気がしていて。もっと無邪気な自分を取りもどしたい。

美希　なるほど。ところで、苺屋さんは過去の書き換えについてのロールプレイに興味がありますか。

苺屋　あります！

美希　ＢＰＤには効きやすいと思うのでやってみようかと思います。よろしいでしょうか。

苺屋　お願いします。

美希　みなさんも協力してくれますか。

薛　もちろんです

レンツ　了解です。

唯　私も。

美希　これから苺屋さんにお母さんとの出来事を思いだしてもらって、それを違った形で私たちが演じなおすんです。苺屋さん、苦しくならない範囲で、私たちに共有できる出来事があったら、教えてくれませんか。

苺屋　母の日の贈り物として、お小遣いでカーネーションを買ったことがあります。でも母は花にあまり興味がなく、私が無駄づかいをしたと言って叱りつけました。あのときはとても寂しい気持ちになったのを覚えています。

美希　そのときお父さんがどう振るまったか覚えていますか。それから兄弟や姉妹がいましたら、その人たちの様子も。

苺屋　父は母が狂乱しているときには、いつもじっと黙って嵐が過ぎさるのを待っていました。何も助けてくれませんでした。兄は私と一緒にカーネーションを買いましたが、兄は母のお気に入りなので無罪放免だったことを覚えています。

美希　なるほど。わかりました。それでは私が「苺屋さんの、こうあってほしかった母親」を担当してみます。薛さんは「苺屋さんの、こうあってほしかったお父さん」、レンツさんは「苺屋さんのこうあってほしかったお兄さん」を想像して、私に合わせて演技してください。唯さんは「苺屋さんのお母さんにとっての良き助言者」、たとえばかつての恩師、親友、児童相談所の人などをひとり選んで演じてください。

唯　かつての恩師を演じます。

美希　では苺屋さん、始めてくださいますか。カーネーションを買って帰ってきた場面から。

苺屋　わかりました。

美希　……。

苺屋　お兄ちゃん、お母さんがカーネーション喜んでくれると嬉しいね。

レンツ　きっと大丈夫。ぼくたちは、こんなにもお母さんのことを思って選んだんだから。

美希　あら、あなたたち、何なの、その花は。まさか、無駄づかいしたんじゃないでしょうね。まあ、まあ、なんてことを！

薛　唯ちゃん、ここで介入するんだと思うよ。

唯　……そっかそっか。ちょっとあなた、ちょっとよろしいですか。あなたは私のかつての教え子ではないですか。

美希　あっ！　唯先生。どうしてこんなところに。

唯　偶然この近くに用事があったのよ。あれあれ、びっくり。かわいい息子さんに娘さん。そしてなんて綺麗なカーネーション！　これはズバリ母の日の贈り物ですね。幸せなお母さんだこと。

苺屋　はい。お母さんに喜んでもらおうと思って、一所懸命に選びました。

レンツ　そうです。真剣に選びました。

唯　私の教え子さん、あなたはたしか花が好きではなかったですね。でも、それとこれとは別です。

子どもたちが真剣な思いで買ったものです。あなたも真剣な思いで受けとらなくてはいけないと思うんです。

美希　先生、私はついカッとなる癖があって、自分ではどうしようもないんです。

苺屋　一度お医者さんにじっくり相談しても良いかもしれませんね。子どものころの体験は一生を左右してしまう大問題だもの。

美希　はい、そうですよね。自分を見つめなおしてみます。

薛　私も悪いんです。事なかれ主義で、妻が荒れ狂うのを放置してばかりいて、子どもたちに負担を押しつけていたと気づきました。

唯　そうなんですね。それでは、これからはもう大丈夫ですね。

美希　はい。子どもたちに接するときに、まずその思いを受けとめるようにします。

唯　それから、お子さんたちに不平等に接することはないかしら。もしあったら、それも改めてみてはどうかしら。

美希　はい。そうですね。そのことについても自分を振りかえってみます。

苺屋　お母さん。

美希　ほんとにごめんね。

苺屋　……。

レンツ　苺屋さん、泣いてる。

美希　……。

薛　大丈夫ですか。つらくないですか。

苺屋　本当にこんなふうだったら幸せだったって思って。

美希　いまこの場が、苺屋さんにとっての安全基地になった、と考えてみましょう。母の日のことを思いだすときには、記憶がきょうのワークにも紐づくから、楽になるのではないかなと思います。

唯　このワークはおもしろいですね。おもしろいというと語弊がありますが、知的な意味でそそられました。

レンツ　でも待ってください。実はオープンダイアローグについていろいろ本を読んだんです。それによると参加者の対等性が重要ということでした。

美希　……。

薛　対等だったと思うけど。

レンツ　気になるのは、美希さんの進め方が全体的にワンマンだったところです。ぼくたちはたしかに居あわせましたが、想像していたオープンダイアローグとはかなり異なっていました。どちらかというと、専門家とクライアントの閉じた関係を感じてしまったんです。良くも悪くもナラティヴ・セラピー風だったと思います。

美希　ナラティヴ・セラピーには立派な歴史と成果があります。

レンツ　それは否定しません。でもオープンダイアローグとは別物という感じがします。

薛　まあまあ。ロールプレイのまえは「無知の姿勢」（マクナミー／ガーゲン 2014: 59）、つまり否定せず、一方的に判断しない態度が取られていて、ワンマンではなかったし、ロールプレイのあいだも美希さんは指示を出したりしませんでしたから、ぼくたちの演技に対する信頼を感じましたよ。
唯　私もどちらかというと、美希さんはワンマンというよりリーダーシップを発揮していたのだと感じました。
レンツ　いちばん大切なのは苺屋さんの意見だと思います。
苺屋　やや引っぱられていた感じはありましたが、そうしないと私はぐずぐずしてしまうから。
美希　「引っぱられていた感じ」があったということですから、強引な面があったのは否めないですね。
レンツ　美希さんが独裁的だったとまではいいません。でもカウンセラー役の美希さんが圧倒的に輝いていました。オープンダイアローグでは参加者みんなが相互作用すると聞いたことがあります。相互作用はなかったと思います。
薛　レンツくん、もう少し冷静に。
7海　私も少し強引さはあったと思うけど、でもそれは、美希さんも仕事としてやってるわけだし、ある程度はしょうがないかなと。不快感はなかったですし、オープンダイアローグそのものではなくて、「オープンダイアローグ・アプローチ」って美希さんは言ってました。つまり独自にアレンジしたものなんですよね。原曲じゃなくて編曲。だったら、いろんな編曲が「アリ」だと思うんです。
レンツ　うーん。
ヤンヤン　あっほい、そらほい、あっほい、そらほい。そこの若い青年、あなたからすると、この人は年長者かもしれませんが、私から見ると、あなたたちはどちらも赤ん坊みたいな年齢です。あちこち至らぬところがあって当然ですよ。

レンツ　あなたはヤンヤンさん!?　いつからいたんですか。というか、どうしてここにいるんですか。

唯　びっくりしたー。

ヤンヤン　実はこのコミュニティホームに通所していた時期があるんですな。それでいまでも、三カ月に一回は寄らせてもらってるんですよ。

7海　どうしてレンツくんと唯ちゃんはヤンヤンさんと知り合いなの？

レンツ　「蕣」っていう自助グループで知りあって。

7海　えっ、「蕣」知ってるの。私も常連なんだよ。ここ何回かは行けてないけど。

唯　そうなんですか。

苺屋　あの、いいでしょうか。私の問題の中心にあるのは、自分の意見をうまく言えないことだと思います。試し行動もその結果かなと。

薛　おっと、そうだ、まだ途中だった。

美希　私としたことが失礼しました。本題に戻りましょう。いまおっしゃったことは、的確な自己分析だと感じます。

苺屋　どうすれば良いでしょうか。

レンツ　年下なので失礼かもしれませんけれども、「ハキハキ提案する」人のロールプレイをするといいと思うんです。人間って、みんないつもなんらかの役割を演じながら生きています。親の前では子どもらしく、恋人の前では恋人らしく、職場ではスタッフらしく。いつも何かの役柄を演じるようにして、ただしなるべく無理をしないで、いちばんしっくりくる感じに微調整していくんです。

美希　レンツさんもそうしているということかしら。

レンツ　うふ。実は「彛」の主宰者が言っていたことの受け売りです。

薛　ぼくも「なんでも断る人」を生きてますよ。頼まれやすいキャラをしてるから、うまいように利用されがちで。断ることによる機会損失はあるはずですが、最終的にはメリットのほうが大きいと割りきっています。

唯　勉強になるでござる、薛さん。

初めて体験した「オープンダイアローグ・アプローチ」。私には強い印象が残った。なんだか部屋のなかに渦巻きができて、とぐろを巻きながらみんなを飲みこんでしまったような気持ちになった。本物のオープンダイアローグがどういうものかはわからないけれど、同じような試みをもっと体験してみたいと思った。

帰り際、私たちはサーティワンに寄って、アイスクリームを食べた。私はスイカサマー、レンツさんはキャラメルリボン、薛さんはベリーベリーストロベリー。女の子同士だったら少しずつ食べ合いっこするけど、男性ふたりとはやめておいたほうが無難な気がした。

食べながらレンツさんが薛さんに話していた。

「一度「輪っか」でもオープンダイアローグの勉強会ができないでしょうか」

「是非やってみよう。オープンダイアローグは、もともとは統合失調症の治療に使うんだけど、特殊な療法というよりは普遍的なケア思想だと言われているんだ。ぜひ、ぼくらが運営する独自のオープンダイアローグ・アプローチをやってみたいね」

「唯ちゃんも興味あるよね？」とレンツさんに尋ねられたから「もちろんじゃよ、おぬし」と答えた。和歌山の森の奥でいにしえからの言い伝えを守っている、ふさふさした白髭を生やした古老のような気分で。

私たちは冷房の効いた店内で、とりとめのないおしゃべりに夢中になった。薛さんの香港の友だちが、続々とイギリスに亡命したこと、現地で仕事を探すのに苦労していること。レンツさんは、滋賀県から京都に出るための湖西線が、冬になるとしょっちゅう遅延して大変だとしゃべっていた。まだまだ暑い盛りの時期に真冬の話をするのが、いかにもレンツさんらしい。私は来年の夏は、サークルのみんなに自分の地元に来てもらうのはどうかなと考えていた。串本はほとんど何もないところだけど、潮風に包まれて、のんびり過ごせる。そこで私たちなりのオープンダイアローグ・アプローチができるんだったら最高だ。

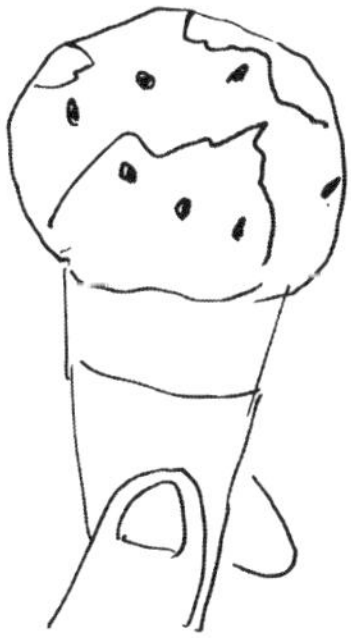

講義II

ナラティヴとポリフォニー

ようやく気候が落ちついてきましたね。四方唯です。一八歳のこの時期、アルバイトをしていたコミュニティホームで、ナラティヴ・セラピーのようなオープンダイアローグのような実践を体験したことがあります。とても懐かしいです。今回は、当事者研究会でもオープンダイアローグでもプラットフォームの役割を果たしているナラティヴ、つまり「語り」について、考えてみましょう。

ナラティヴ・セラピーとは何か

まずはナラティヴ・セラピーの話から始めましょう。ナラティヴ・セラピーは「社会構成主義」に依拠しています。社会構成主義とは、私たちが体験する世界は価値に覆われていて、それらの価値はすべて「継続的に続けられる対話」によって形成されているために、新しい語り方を創造することで別の世界を生きられるようになるという考え方です（ガーゲン／ガーゲン 2018: 44-45）。たとえば、苦痛はたんに好ましくない、不愉快なものとして理解されがちです。そうすると苦痛は、正常に戻るまでの悲惨な状態ということになります。そこで、自分には精神的な悟りに向かう使命があると仮定して、苦痛があるからこそ他者に情報を伝える際に、英知のある立場に立つことができると考えてみます。すると苦痛は英知や喜びと一体のものへと変貌します（: 82）。

ナラティヴ・セラピーは、この社会構成主義を基盤にした精神療法です。野口裕二さんは述べました。

われわれは、何か不可解な出来事に遭遇したときに、なぜそのような出来事が起きたのかを知りたいと思う。そして、それがひとつの物語として理解できたとき、事態を理解したと感じる。すなわち、ナラティヴは現実を組織化し、混沌とした現実、不可解な現実を理解可能なものに変える。同時に、この組織化は、ほかの組織化の仕方を排除して、ひとつの現実を「至高の現実」として感じさせる。すなわち、ナラティヴは現実を制約する。ナラティヴは現実に輪郭を与えて安定化させると同時に、その現実を動かし難いものとする（野口 2018: 54）。

野口さんがここで述べている「ナラティヴ」が現実を組織化して、ひとつの物語を作りだすという機能は、当事者研究にもあります。とはいえ、その物語は当事者研究会という独特の場で共同制作の産物として生まれてきます。

ナラティヴ・セラピーでは、セラピストがナラティヴの力を利用して、クライアントを新しい物語へと導きます。そこでは、つぎの原則が重視されます。

「人間はストーリーによって人生を生きている」
「私たちが生きるよりどころにしているストーリーは、真空地帯で生産されるわけではない」
「ストーリーには言説が深く関わっている」

「近代社会は、監視と精査によって維持される社会規範によって特徴づけられている」

「自分自身が同盟できるような、矛盾しているかオルタナティヴな言説が必ず存在する」

「ドミナントな文化的ストーリーは、人生において変化を求める人々に過酷な制限を課す」

「ドミナントな言説を脱構築することによって、人生のための新しい可能性が生まれる」

「ストーリーには包み込まれないように生きられた経験が、必ず存在する」

「カウンセラーの課題は、クライエントに以前よりも満足を与え、感じ入らせるようなプロットを構成できるよう援助することである」（ウィンスレイド／モンク 2001: 49-60）。


この世にはさまざまな言説、つまり意見や主張があります。それらを参照しながら、人はそれぞれ自分の人生を説明します。それがドミナント、つまり支配的な物語です。物語を作っているのは語り、ナラティヴです。そこで、支配的な物語に含まれてこなかった自分の経験を再発見して、ナラティヴの力によって自分の物語を紡ぎなおすことができます。それがオルタナティヴ、つまり別様の物語です。このような考えに立って、ナラティヴによる人生の再構築を促すのが、ナラティヴ・セラピーでの支援者の役割なのです。

質問と応答　ナラティヴ・セラピーの限界？

受講生D　質問です。ナラティヴ・セラピーでは当事者と支援者の関係はどのようになりますか。

唯　ナラティヴ・セラピーでは、当事者研究と同じくクライアント、つまり当事者が自分自身の専門家になります。アリス・モーガンは述べています。「ナラティヴ・セラピーは、カウンセリングやコミュニティ・ワークに対する敬意に満ちた、非難のないアプローチであり、人々が自分自身の人生の専門家になるために表現力を与えるという観念を強調するものだ」（Morgan 2000: 2）。

受講生D　ナラティヴ・セラピーにはいくつかの限界があると聞いたことがあります。というのも、この実践では専門家として関わるセラピストの主導によって、クライアントが自己の変化をおこなうという点で、従来の精神療法の限界を超えていないからです。つまり、クライアントが主役とされながらも、実際にはセラピストがクライアントを一方的に導くのではないですか。

唯　たしかに、そのようなナラティブ・セラピーをおこなう人もいるかもしれませんが、もっと慎重なセラピストはいます。たとえば「ナラティヴ・エクスポージャー・セラピー」（NET）では、苛烈な深刻なトラウマを抱える患者に対してナラティヴによる綿密な個人史の再構築を促しますが、苛烈な記憶に曝露（エクスポージャー）されるため、細心の注意を持って進められます。「進め方はいつも完全に患者のコントロールにゆだね、意に反して何かさせることは決してないと保証する」（シャウアーほか 2010: 74）というのが原則です。ナラティヴ・エクスポージャー・セラピー（NET）には、さらにつぎのような規則と倫理があります。「治療者は患者に対して解釈しない」、「治療者は患者に対して評価しない」、「治療者は患者が言っていることを理解していることを患者に伝える」、「治療者は面接中に、語りのプロセスをさまたげるようなことを一切しない」、「治療者は予測可能で一貫した態度でふるまう」、「治療者は患者の境界をいつも尊重する」、「治療者は、被害者を支配したり威圧したりすることなしに、面接に対するすべての責任を引き受ける」、「治療者は準備なく他の治療者に治療を引き継いではならない」、「治療者は誠意と秘密遵守を保証する」、「治療者は作業が協力関係によって進められることを患者に保証する」、「治療者は明解な態度をとる」、「治療者は通訳に責任を持つ」（：132-136）。また、これらの規則と倫理は、一般的なナラティヴ・セラピーでも、優れた実践者によって守られているのです。

受講生B　当事者研究はナラティヴ・セラピー的でしょうか。

唯　当事者研究では、当事者ひとりひとりが仲間の当事者と協同し、専門家の力はあくまで補助的なものとして利用しながら、自分自身の物語を生みだしていきます。それはピアサポート、つまり当事者同士による自助活動の要素があるので、見方によっては、当事者研究はその点でナラティヴ・セラピーを発展的に解消しているかもしれません。

オープンダイアローグとは何か

オープンダイアローグも交えて、さらに考えてみましょう。オープンダイアローグは、フィンランドの西ラップランド地方のトルニオという街にあるケロプダス病院で生まれました。統合失調症に対する革新的な実践として世界的に有名になった療法です。

患者側から依頼を受けると、病院側は医師、カウンセラーなどによる治療チームを編成して、二四時間以内に初回のミーティングを開催します。そのミーティングには患者、医師、心理士、看護師、患者の家族、親戚、親友、重要な知人などが参加します。場所はしばしば患者本人の自宅に設定されます。参加者全員が対等に扱われ、平等に発言の機会と権利が与えられます。ファシリテーターはいますが、その役割はあくまで中立的な立場を保ちながらときとして話し合いに介入し、議論がスムーズに進行するように調整したり、相互理解と合意形成に向けて、議論を広げたり深めたりすることにあります。治療に関するあらゆる決定が、患者本人を含む状況で決定されます。所要時間は一時間半程度です（斎藤 2019a: 57-59）。

質問と応答　オープンダイアローグとナラティヴ・セラピー

受講生E　ナラティヴ・セラピーとオープンダイアローグには関係がありますか。

唯　共通点はありますが別物です。オープンダイアローグの理論的指導者、ヤーコ・セイックラは「ナラティヴ・セラピーではナラティヴに作者がいるが、オープンダイアローグにおいては、新しいナラティヴは参加者全員による共同制作物である」、「モノローグから、できるだけ離れることを目指す」と語っています（斎藤 2015: 126）。

受講生A　オープンダイアローグのほうが魅力的に見えます。

唯　さきほど説明したように、ナラティヴ・セラピーは、専門職であるカウンセラーの協力を得て、クライアントが新しい人生の物語を作る療法であり、そこにはプロフェッショナルな高い技術が投入されます。しかし、その点について物語が個人レベルのものにとどまっていると指摘する人もいます。野口さんは、ナラティヴ・セラピーに対するオープンダイアローグの優位を、「ネットワークの再生を直接目指す」、「本人や家族が変化してから社会復帰するのではなく、ネットワークそれ自体から手をつける」、「本人が復帰すべき社会をセットで再生しようとする」ことに見ています（野口 2018: 117）。オープンダイアローグは、クライアントが新しい人生の物語を作るのを、そのクライアントが属す共同体ごと進めることを目的とするのです。しかし、ナラティヴ・セラピーには独自の魅力がありますし、オープンダイアローグは本来は統合失調症の治療のために開発されたものなので、優劣を論じる必要はないと思います。

質問と応答

当事者研究とオープンダイアローグの共通点

受講生F　当事者研究とオープンダイアローグは似ていますか。

唯　当事者研究とオープンダイアローグにも共通点があります。第一に、当事者の意思が際立って尊重される点。第二に、中心に位置するのはミーティングだということ。オープンダイアローグには「ファシリテーターは、クライアントを導くのではなくて、ミーティングを導く」という原則があります（セイックラ／アーンキル 2019: 135）。当事者研究も同様で、そのミーティングで、対話のなかから患者あるいはクライアントは、新しい物語を生きるようになります。第三に、当事者研究も定期的なミーティングによって共同体を構成し、当事者にとっての生活空間の再生に寄与するということ。ほかにも共通点がいろいろありますけれど、それらは次回以降の講義で説明させてください。

受講生A　当事者研究には自己研究もありますよね。オープンダイアローグにはないとしたら、大きな違いだと思います。

唯　たしかに、当事者研究にはミーティングだけでなく、「自己研究」の時間があります。自分なりに自分の苦労について内省し、どのように工夫すれば生きやすくなるかを考える。その考えた内容をミーティングで公表して、いろいろな反応を得る。得た反応について、また内省して、自分の苦労の構造の解明に取りくむ。そして自分だけでは突破できないと感じれば、またミーティングに参加して、ほかの参加者から意見をもらう。当事者研究にはそのような往還性があります。しかも、それは当事者だけが体験するのではなく、ミーティングに参加したほかの人々の内面でも同じような運動が起こると考えられます。

受講生A　やはり、そこに決定的な違いがあると考えて良さそうですね。

唯　どうかしら。オープンダイアローグの患者さんたちは「研究」はしなくても、ふだんから内省や自己内対話をしているはずですよね。それが次回以降のミーティングに反映されます。そして、やはりそのような運動を患者以外の参加者も体験するとすれば、この点で、当事者研究とオープンダイアローグでは同じような仕組みが動いているのではないでしょうか。

オートポイエーシス

オープンダイアローグの理論的基盤のひとつに、オートポイエーシスというものがあることを指摘しておきましょう。チリの師弟の思想家ウンベルト・マトゥラーナとフランシスコ・バレーラは、生体の神経システムの研究から、この観念を鋳造しました。オートポイエーシスの特徴は、自律性を有すること、自己同一性を保とうとすること、システムの作動がシステムの外部と内部の境界をダイナミックに決定しつづけること、閉鎖系であることにあります（斎藤 2015: 54）。溶液から結晶が生成されるとき、その生成プロセスをオートポイエーシス・システムの構成要素と考え、結晶を廃棄物と考えます（: 54）。そのようにしてオープンダイアローグでは、対話がオートポイエーシス、治療効果が廃棄物として生成されると考えられるのです。

オートポイエーシスでは、システムは自律的で変化と差異化はあくまでシステム自身の作動から生じることになります（森田 2013: 236）。当事者研究のミーティングも、このオートポイエーシスのモデルから理解できます。個々の発話は他律的ですが、その集合体は部分の単純な総和ではなく、自律性を帯びていて、対話が、さらなる対話を呼ぶというオートポイエーシスが起動します。ふさわしくない話題には、それを排除しようとする力学が働く点で、対話には自己同一性があって、内部と外部をダイナミックに限界設定しつづけるという閉鎖系が内蔵されています。

私たちは当事者研究でもオープンダイアローグでも、多数の声が響きあい、対話がダイナミックに生成変化するのを体験します。そこから、私たちの心には新しい世界が開かれていくのです。

質問と応答

当事者研究とオープンダイアローグの相違点

受講生D　先生の説明を聞いていると、当事者研究とオープンダイアローグがほとんど同じものに思えてきました。

唯　本質的にはまったく似ていないところもあります。オープンダイアローグは統合失調症を治すために生まれましたが、当事者研究はそのような医学的効果を謳っていなくて、生きづらさの軽減が目的です。

受講生F　オープンダイアローグはポリフォニー（多声性）を大切にすると聞いたことがあります。これは当事者研究とは異なっていますか。

唯　たしかに当事者研究ではポリフォニーということはあまり言われません。でも村澤さんは当事者研究のミーティングにもオープンダイアローグ的なポリフォニーを見ていて（村澤 2021: 359-360）私も同じように感じているのです。

受講生C　オープンダイアローグと当事者研究の共通性って、究極的にはなんなのでしょうか。一言で言えませんか。

唯　もしかすると、それは「中動態」かもしれません。次回の講義ではこれについて説明しましょう。

ゆかいなレンツくん 第2話

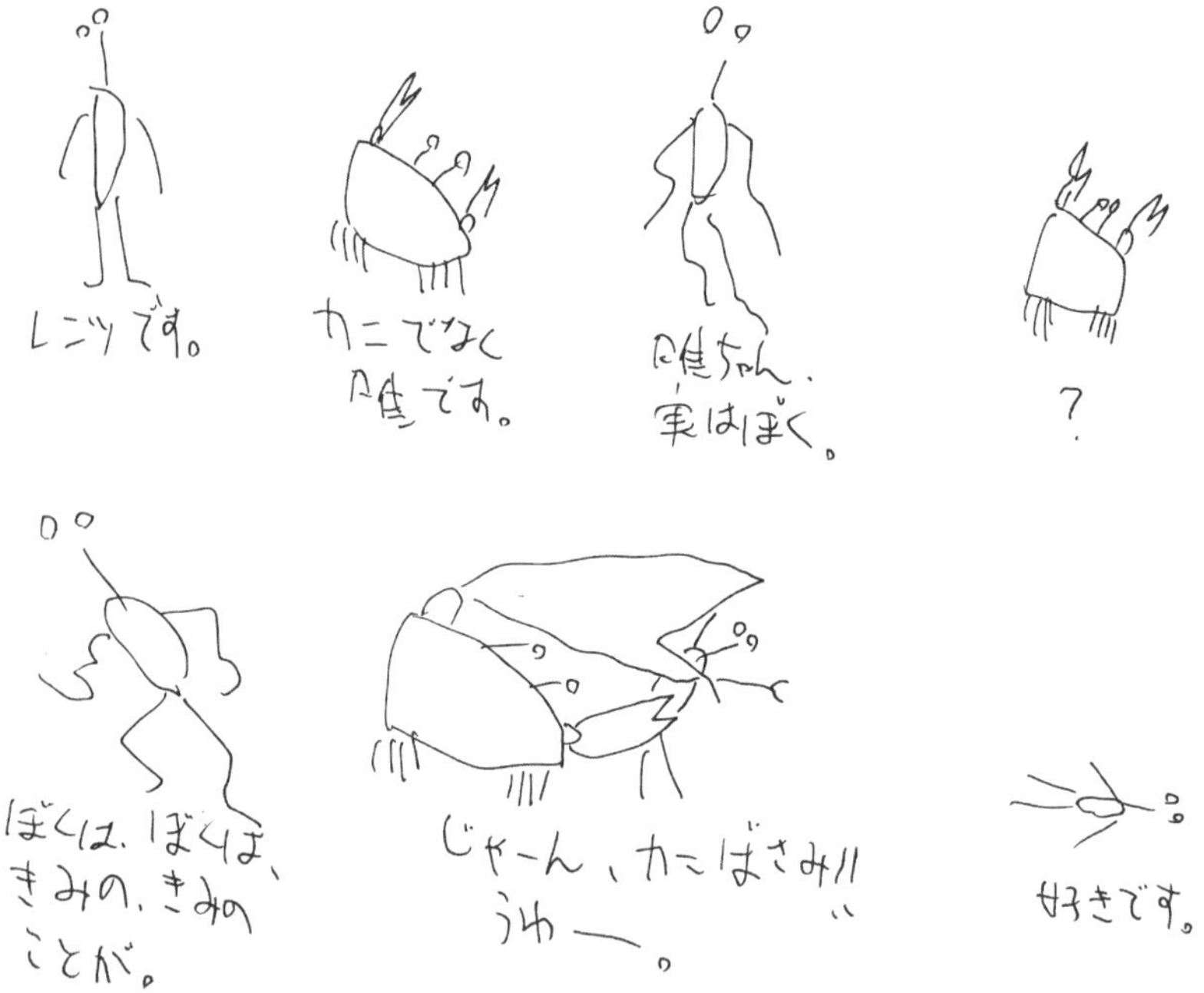
レンツです。
カニでなく
唯です。
唯ちゃん、
実はぼく。
?
ぼくは、ぼくは、
きみの、きみの
ことが。
じゃーん、カにばさみ!!
うわー。
好きです。

一〇月

主宰者が欠けた当事者研究会

一〇月になって、大学が新学期に入った。もうかなり涼しくなってきているけれど、台風にヒヤヒヤする。沖縄の離島出身のクラスメイトが、「私の島では台風が二号連続で上陸すると「負けた〜」、連続上陸を避けられたら「凌いだ〜」って言って一気一憂してる」と教えてくれた。私も地元で「土砂降りの日が多いのはしょうがないけど、二日連続のときはがっかり」って思ってたから、似てるなと感じた。

今月の当事者研究会「犇」を訪れると、刻一郎さんを中心に常連さんが何人か群がっていた。話を聞いた私もびっくり仰天。

「えっ、刻一郎さん、もう一回言ってください！」

「うん。炊きたてさんは中南米のグアテマラで半年間の在外研究をするんだって。だから「犇」の運営はしばらくぼくに任せるというんだ」

「急ですね」

Q菜さんも「うん、急だな」と難しそうな顔をしている。

レンツさんが来ていないから連絡する。「レンツさん、今日は犇の日ですよ。レンツさんが来るのを待ってますますます」。既読の表示がつかないから、また別のメッセージを送る。「炊きたてさん失踪事件！　きょうから刻一郎さんが仕切るって」。それでも既読がつかないから、電話をかける。

「もしもし、レンツさんですか」

「はい」

「炊きたてさんがしばらく「薨」に来ないんですって」

「そうなんだ。ぼくもしばらく行かないからお揃いだね」

「えっ、レンツさんなんて言ったでござるか？」

「このまえ唯ちゃんに告白して振られて、それで唯ちゃんと顔を合わすのがつらいから、しばらく部室にも「薨」にも行きません」

「別に振ってないぞよ。ただ「レンツさんとそういう関係になるのは、いまの段階では想像できません」って言っただけですよ」

「それを「振った」って言うと思う」

「未来の可能性は無限大です！」

「それはなんなの。冗談なの。じゃあいつかは付きあってくれるということ？」

「その可能性はあるかもしれないし、ないかもしれません」

「ぼくはいま改めて傷つきましたから、いまから二度寝します。さようなら」

　電話が切れた。私は呆然としていた。どうしてこんなことに？　レンツさんはすてきな先輩だったのに。恋人になりそうな気配なんて何もなかったのに、いきなり告白してきて、私はびっくりしたから保留にして、そしたらギスギスした態度を取るようになって、こうやって追いつめられている。こんなの告白テロだ！

私は興奮した濃緑色の竹が光合成をするみたいにして酸素を吸い、二酸化炭素を吐いた。なんとか気持ちを落ちつけて、きょうの参加者を確認する。

「猫街」で面識を得た7海さん。体が大きいから、いちばん後ろの列に座って、おなかまわりの空間を確保するために、椅子をかなり後方にずらしている。私がニコリと微笑んで手を振ると、笑顔で手を振ってくれる。「猫街」と言えば、スタッフの美希さんも一度「蕣」に参加してみたいと言っていたけれど来ていない。美希さんに「きょうは蕣の日ですよ〜」とメッセージを送ってみる。すると「ごめんなさい。精神保健福祉士の資格を目指して勉強が忙しいから、今回は参加を見合わせますね。ひと段落したら、絶対に参加するから」と返信が来る。

刻一郎さんの横に立ってホワイトボードを担当するのはQ菜さん。いつもどおりあまり機嫌が良くなさそうな顔つきだけど、書く文字がとってもかわいらしいところにギャップ萌え。ほかには初めて見る玲さんがいた。三〇歳で初参加だという。

「恵まれた家庭環境に育ったほうだと思います。大学での専攻はワイン用ブドウの品種改良で、大学院に進学しましたが、元同級生からストーカー被害を受けるようになって、対人恐怖症になってしまいました。心療内科に通院しましたが、あるとき友だちに連れられて社会人のワイン同好会に参加するようになって。いまの恋人と出会ってから、生きる意欲を回復しました」

数年ぶりに参加したという☆乃《ほしの》さんもいた。身長は一七〇センチメートルを超えていて、女優のような美人さん。六〇歳手前らしいけれど、どう見ても四〇歳くらいにしか見えない。女の人の心と男の人の体を持って生まれたＭｔＦ。身長は高いけれど、声も身のこなしも生まれながらの女性にしか見えない。

それからASDで適応障害に苦しんでいるという四八歳の衄《はなじ》卜《と》 猋《つむじかぜ》さん。無ウさんほどではない吃音がある。

「こ、今回が初参加です。みんなから暗い、暗い、と言われていて、最初からなかった自尊心がますますなくなりました。ど、どうしたら良いか、みなさんから知恵を頂けたらと思ってます」

まずは衄卜猋さんの当事者研究、「いじめられてばかりの人生です」と語りだした。自己紹介で言っていたとおりの「暗い、暗い」内容に、私の心は押しつぶされそうだった。あまりのつらい内容に、発言しようかどうかと悩んだ末、ついに黙りっぱなしを通した。☆乃さんがハキハキ発言していて、まぶしく感じる。

ふたつめの当事者研究は、7海さんの番だった。

☆乃　久しぶりの当事者研究、いいわね。炊きたてさんがいないのは残念だけど。

刻一郎　私では至らないところもあり、恐縮です。

☆乃　そんなことは全然だけど。

Q菜　早くやろう。

刻一郎　失礼しました。では7海さんお願いします。

7海　何回かここに参加しなかったんですが、状況はほとんど変わっていません。あいかわらず過食。むかしの自分の写真を見るたびに溜め息をついてます。中学生のころは平均的な体型だったのに。

刻一郎　以前ここで話していただいたお話がありますが、デリケートな要素もあるから、私からは話題にしづらいです。良かったら話せる範囲で7海さんから、お願いしたいです。

7海　全部問題ないですよ。高校生のころ、家計を助けるために援助交際をしてて。それから過食になったってわけです。

玲　つらかったでしょうね。

7海　世間に流布したルッキズムに苦しめられてきました。嘔吐してすっきりするときもあったんですけど、だんだん食べ吐きがなくなって。売春のことを思いだしたり、自分の姿を鏡で見たりするたびに希死念慮に囚われたりして、過食するようになりました。食費がかさんで、また自己嫌悪、そして食べる。

Q菜　食べるのってめんどくさくないですか。

7海　全然。食べると頭のなかが真っ白になって安心安全だから永遠に食べたい。特にバリバリ、ガリガリ、ボリボリする食感のもの。いつも感覚がどろどろしているから、食べることでシャキッとする。

刻一郎　依存症の自己治療仮説を思いだします。依存症者は嗜癖に依存して苦しみをやらわげている。ところで、その苦しみは人間関係の不調から来るそうです。対人関係の障害を解消しないと依存症からは治らない、そのために安心できる居場所と信頼できる仲間が不可欠と言われていますね（成瀬 2016: 97-101）。

7海　私もそう聞いて、摂食障害の自助グループにつながったり、この会に参加するようになったりしたんです。

唯　どういうときに食べてしまうんですか。

7海　ムシャクシャするときですね。外見の良い女性が男性からチヤホヤされているのを見たときには、必ず過食します。

岬ト焱　さっき刻一郎さん、会が始まる前に☆乃さんや玲さんとデレデレしながら話してましたね。

刻一郎　ええっ、それはその。

7海　はい、いやらしい顔をしていてムカっとしました。

刻一郎　いや、誤解です。☆乃さんは数年ぶりに来てくれて、びっくりしたのが理由です。それから玲はきょう初参加ですが、ぼくの長年の恋人なんです。

唯　驚き桃の木！　そうなんですね！！

☆乃　あらあら。ステキな男女の組み合わせね。好感度が高い初々しい組み合わせ。

刻一郎　いや、ぼくたちはもう三〇を超えてますから、初々しいってことは。

玲　私はまだ三〇になったばかりです！　まだ初々しい自信があったのに。

刻一郎　いや、あわわわ。

☆乃　どうかしら。7海さん。いつも賢そうにしているスマートな刻一郎さんが慌てちゃって。スカッとしない？

Q菜　めっちゃスカッとしますね。

7海　はい。私も。

☆乃　脆くてあたふたしながら生きてるのは、誰だってそうだと思うの。もちろん私も。ここにいるみんなは、特にそうだと思うな。だから少しでもスカッとできることがあるといいわね。

7海　スカッとする食感のものを食べるんじゃなくて、食べる以外でスカッとするのかあ。

岬ト犇　ムシャクシャするから過食になってしまうってこと？

刻一郎　そっ、そうですよ。ぼくは、過食というのは自分を粗末に扱っているような気がして悲しいです。惨めさの連鎖が発生する気がします。

玲　私、ちょっとまえまでSNSで「映える」ことばかり気にしていたんだけど、あれはちょっと過食に似ていた気がする。

岬ト犇　自分にも飲み過ぎの傾向がある。

Q菜　私もネット依存が。

☆乃　何か別に夢中になれる趣味があれば良さそうね。ヨガとかダンスとか。

刻一郎　依存症の自助グループ周辺では、〈HALT〉を避けることが提唱されています。お腹が減っているhungry、ムカムカするangry、寂しいlonely、グッタリするtired。こういうときに嗜癖、つまり依存の対象にハマってしまうということです（アダルト・チルドレン・アノニマス 2015: 8）。

唯　私もそんなときには、抹茶アイスを食べすぎたり、抹茶ラテを飲みすぎたりします。

Q菜　それ、ギャグか？

刻一郎　自分にも以前はゲーム依存の傾向があったよ。

玲　え！　意外！

刻一郎　いや、現代人だったら普通にゲームくらいするよ。

☆乃　刻《とき》ちゃんはいつも超然としていて、無理してるところがあるからね。

唯　「刻ちゃん」……。

玲　たしかに、無理をしてるかも。見た目よりずっと不器用なところがあるもんね。ストレス対処に関する知識をびっしり蓄えていて、私にはあれこれ勧めてくるのに、自分にはうまく適用できてないし。

刻一郎　すみません。

玲　いつまで経ってもプロポーズしてくれないし。

Q菜　最低な男だな。

刻一郎　すみません。ぼくの家では両親が宗教団体の意向で望まない結婚をしたから、結婚に否定的なイメージを抱いてしまっていて。

☆乃　7海さんもみなさんも、「小確幸」って知ってる？

7海　ショウカッコウ？

☆乃　みんなも知らない？　村上春樹が提唱している「小さいけれども、確かな幸福」（村上 1996: 118）。四つ葉のクローバーを見つけるとか、じっくり淹れたコーヒーを飲むとか、夜空を見あげて星座を探すとか。そういう「小さいけれども確かな幸せ」をいつも追求するの。私が思うのは、これが究極のストレス対処。

Q菜　なんかいいな。

唯　Q菜さんのツボがわからない。

Q菜　文句あるのか。

刻一郎　ぼくがやってるのは一日一善の実践です。毎日何か一つは、直接的に誰かのためになることを実行するんです。すごく自尊心が高められます。

☆乃　7海さん、どうしたの。

7海　なんか不思議な気分。小確幸も一日一善も、良いアイデアだなって思ったんですけど、それよりもこの場の雰囲気に飲まれて、ちょっとぼんやりします。

刻一郎　中動態だよ。

唯　中動態？

刻一郎　当事者研究会は、ふだんぼくたちが組みこまれている能動と受動の関係性から解放されて、自分たちが自分たちの苦労に呑みこまれている過程にいると、その中動態と呼ばれる状況にあるんだと体感できる時空なんだ。

Q菜　なんか怪しいこと言いだしたな。

刻一郎　うーむ、炊きたてさんがいたらもっとうまく説明してくれるんだけど。

唯　能動でも受動でもない感覚。わかるようなわからないような。

Q菜　単純にわからん。

唯　あとでネットで調べてみますね。

刻一郎　唯ちゃん、きみこそが救いだ。

唯　ムムム？　なんできょうの刻一郎さんは、私のことを唯「ちゃん」って言うんですか。私たちは、そんなに親しかったでしょうか？

刻一郎　うっ！

唯　私は最近、良い先輩だと思っていた人にいきなり愛の告白をされて、関係が無茶苦茶になってショックを受けました。これからは人との距離感をもっと慎重に取ろうと思いました。

玲　ふふふ。

唯　まあ、刻一郎さんには玲さんという素敵なかたがいるから大丈夫でしょうけど。

刻一郎　きみはいい人だね、唯さん。

唯　でも玲さんにはちゃんと早くプロポーズしたほうが良いと思います。

岧ト焱　そうだそうだ。

刻一郎　はい、すみません。

当事者研究会には、「チュードータイ」という不思議な仕

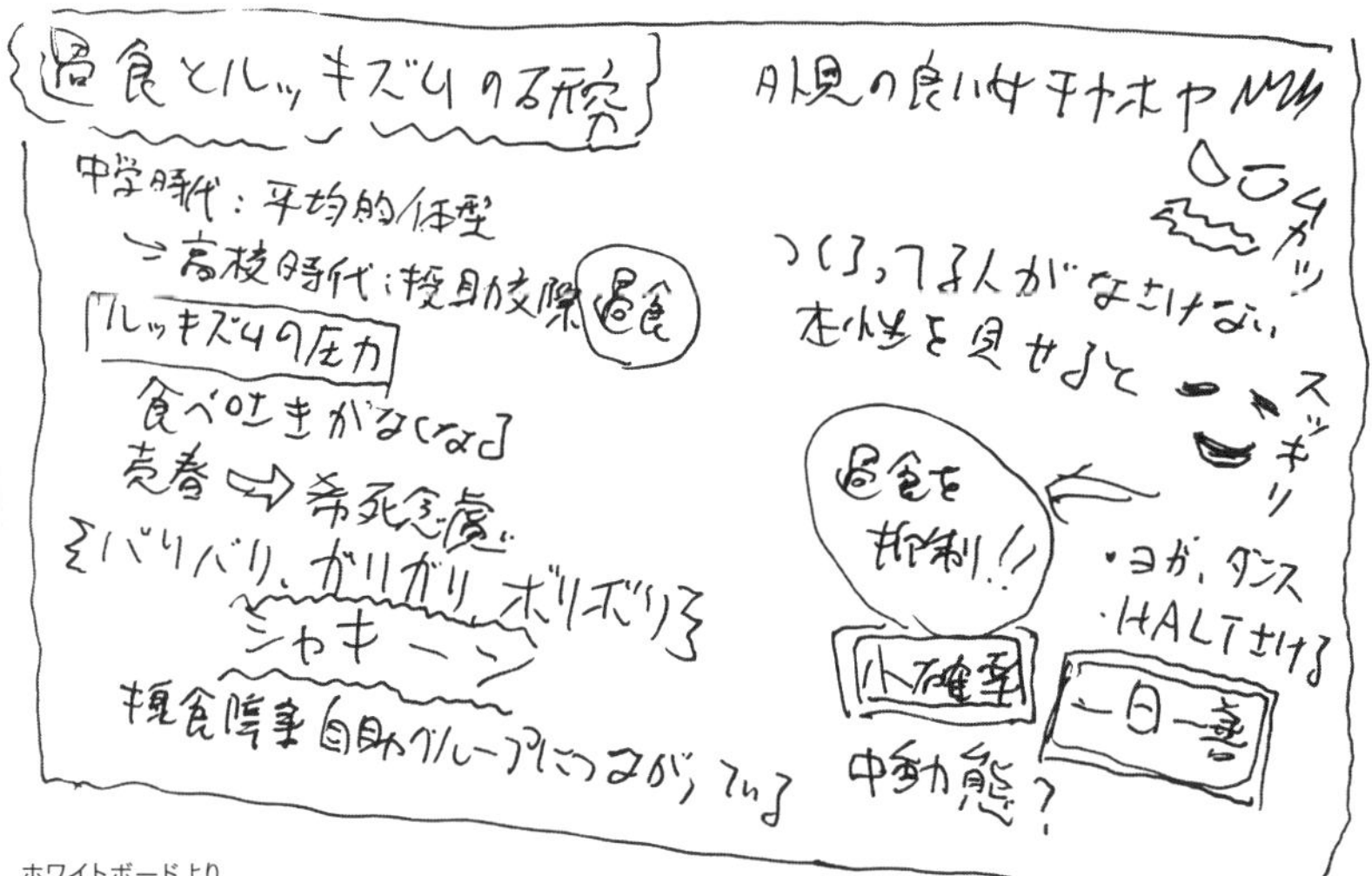

ホワイトボードより

組みが働いている、と聞いた。いまいちすっきりせず、インターネットで調べてみたけれど、外国語の文法が関係しているみたいで、よくわからなかった。こんなときに勉強家で語学にも強いレンツさんがいてくれたら、サッと教えてくれそうなんだけどな。私のそばから失踪しちゃって、恨んでおりまする。

会合が終わって外に出ると、風の涼しさから、そろそろまたジャージ姿がふさわしい季節になってきたなと感じる。でも大学生が街中でジャージ姿なのはちょっと目立つかもしれない。ここは地元とはぜんぜん違って人が多いし。高校生のときは友だちから「ジャージマン唯！」って呼ばれてたけど、どうしようか。京都でも「ジャージの女子学生」をめざしてみる？　要検討事項だ。

河原町通を北上して、四条通から新京極通に入る。冬服を見てまわる。お気に入りの店「アパレルマスター」で、「焼肉」というロゴが書かれた薄桃色のパーカーを見つけた私は、「これだ！」と飛びついて買った。早く私とレンツさんとの関係が元通りの健全なものになりますように。焼肉の神さまにそう祈った。

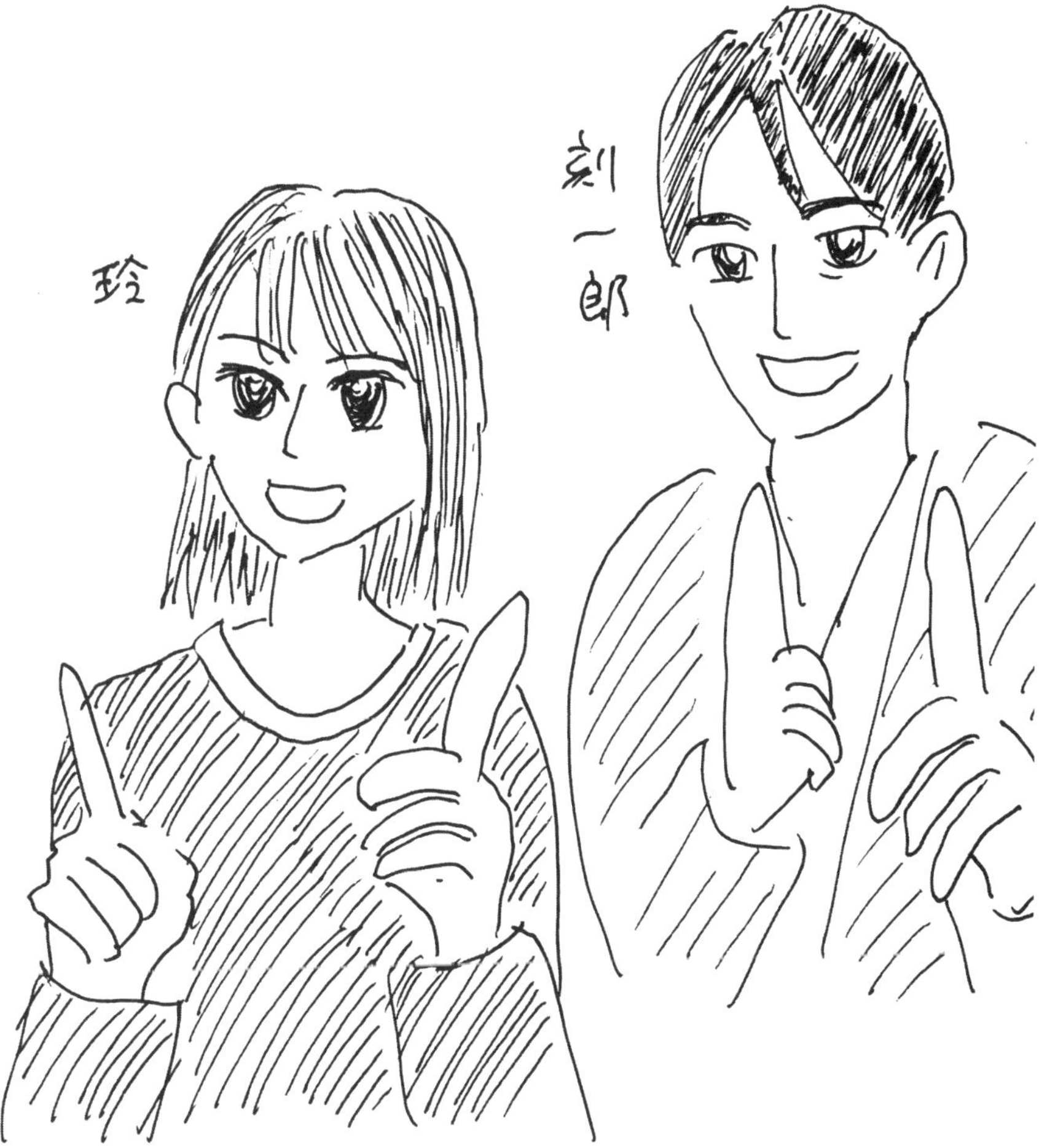

刻一郎と玲

講義III

中動態の時空

こんにちは。四方唯です。だんだん寒くなってきましたね。季節の変わり目ですから、みなさんどうかご体調には気をつけて。

中動態とは何か

さて、当事者研究に中動態の性質を見る議論が、注目を集めたことがあります。中動態とは、何でしょうか。それは印欧語族に見られる「態」です。フランスのエミール・バンヴェニストは、現在は能動態と受動態が対立するものと見なされているものの、かつては能動態と中動態が対立するものと見なされていたことを論じました。彼によると「能動態で動詞が示しているのは、主語から出発して、主語の外で完結するひとつの過程である。中動態は能動態と対立する定義を有し、動詞が示している過程は、主語がその過程の座になっているということ、つまり、主語は過程の内部にあるということ」(Benveniste 1966: 172) です。國分《こくぶん》功一郎さんはバンヴェニストの見取り図を受けつつで、「能動と受動の対立においては、するかされるかが問題になる」けれども、「能動と中動の対立においては、主語が過程の外にあるか内にあるかが問題になる」と述べました (國分 2017: 88)。中動態は、現在の多くのヨーロッパ系言語では、非人称主語や再帰表現によって取って代わられています。

印欧語族の中動態に当たるものは、日本語にもあります。古語では「見ゆ」、「聞ゆ」、「覚ゆ」、「栄ゆ」、「煮ゆ」、「萌ゆ」、「燃ゆ」、「消ゆ」、「絶ゆ」、「萎ゆ」などがそうです（細江 1928: 103）。現代語では、それぞれ「見える」、「聞こえる」、「思われる」、「栄える」、「煮える」、「萌える」、「燃える」、「消える」、「絶える」、「萎える」となります。

人間を包みこむ中動態

私たちはふだん、能動と受動の二項対立という固定観念に縛られています。そこで、ものごとを中動態として観察しなおすことで、見えてくるものがあります。フランスのロラン・バルトは「書く」ことは一般的にそう思われている他動詞ではなく、自動詞だと主張し、中動態の性質が宿っていると指摘しました。「現代の中動態の「書く」の内部で、主体は書き方によってすぐさま構成され、書き方によって実現され、作用される」（Barthes 1984: 29）。バルトよりもまえの時代に、ドイツのヴァルター・ベンヤミンは「個々の言語は言語そのものを伝達している」ために「中動態的なもの」だと考えていました（Benjamin 1991: 142; 細見 2009: 21-25）。バルトに倣って、私たちは「話すこと」も中動態だと言えるでしょう。「話すこと」の内部で、主体は話し方によってすぐさま構成され、話し方によって実現され、作用されるからです。ベンヤミンを踏まえて、対話は中動態だと言うこともできます。というのも、個々の対話は対話そのものを伝達しているからです。長井真里さんは、デカルト的な「われ思う」の「思う」は思われる、見える、聞こえる、感じられるなどを含みこんだ中動態的なものだと指摘しました（長井 1991: 193）。ものごとを思い、考え、対話するとき、人間は中動態的な時空に包摂されるのです。

当事者研究とオープンダイアローグと中動態

國分さんと熊谷《くまがや》晋一郎さんは、ある対談で当事者研究の中動態的性質について議論を交わしました。当事者研究のミーティングでは、仲間の力を得て問題を人から分離して外在化し、犯人探しをせず、苦労のメカニズムを探求します（國分／熊谷 2020: 39-42）。当事者は、自分自身を苦労のメカニズムの過程に飲みこまれている中動態として再解釈しているわけです。また「みんなで順に話すことによって、環境側がどんどん変化していき、かつてみなが共有していた価値観や知識、つまり集合知がアップデートされていく」（國分／熊谷 2020: 317）現象が起こります。つまり当事者以外の参加者も、対話の過程に飲みこまれている中動態を体験します。

ところで前回の講義で説明したように、当事者研究にはそれまでの当事者や周囲の参加者の「物語」を変える力があります。人々はみな自分自身を主役とした人生という物語の過程の内部を生きています。その意味で人間は物語を生きる中動態と言えるでしょう。当事者研究はそこに介入し、新しい物語への道を開くのです。

オープンダイアローグのミーティングも、当事者研究と同じようにして中動態の性質が観察されます（斎藤 2019b: 91-92）。オープンダイアローグの七つの原則のひとつに、「不確実性に耐える」ことがあります。不確実性に耐えるとはネガティヴ・ケイパビリティ、つまり「〈問題〉を性急に措定せず、生半可な意味づけや知識でもって、未解決の問題にせっかちに帳尻を合わせず、宙ぶらりんの状態を持ちこたえる」（帚木 2017: 8）ことを意味していますけれど、これはオープンダイアローグでは中動態を体験するけど、怖がらないでねというメッセージだと私は考えています。

質問と応答　AAと当事者研究

受講生B　先生、以前の講義で当事者研究は「依存症からの回復」の知恵が流れこんで成立したと言ってましたよね。あのことがずっと気になっているのですが、今回の講義では関係してこないのでしょうか。

唯　アルコール依存症に関する世界最大の自助グループ、「アルコホーリクス・アノニマス」は当事者研究の起源のひとつです。

受講生B　アルコホーリクス・アノニマスってどういう意味ですか。

唯　「アルコール依存症者の匿名会」くらいに訳せます。「AA」という略称が有名です。

受講生F　AAのことはほかの講義で聞いたことがあります。「ハイヤーパワー」がどうとかっていう怪しいヤツですよね。新興宗教みたいなノリの。

唯　向谷地さん、熊谷さん、綾屋紗月さんはAAが当事者研究の源流だと考えました（向谷地 2020; 熊谷 2020: 30-35; 綾屋 2020: 174-182）。私も異論はありません。ただ私が知るかぎり、いまあなたがおっしゃった「神」または「ハイヤーパワー」と呼ばれている概念については、ほとんど考察されてきませんでした。そこで、当事者研究の仕組みを理解するためにこれらの概念を整理し、それが中動態の仕組みを有していることを指摘しておくことは有益だと思います。

AAとは何か

依存症、つまり物質嗜癖や行動嗜癖に関する根治療法は現在も開発されていません。そのため、自助グループによる支援が決定的な役割を果たすようになりました。AAはビル・ウィルソンとボブ・スミスによって一九三〇年代から始まり、世界中に普及して、多くのアルコール依存症者の回復に貢献してきました。AAを利用した回復とそれ以外の回復方法を比較すると、後者での成功率は一五〜二五%なのに対して、前者では二二〜三七%だという調査があります（Frakt / Carroll 2020）。

AAではミーティングとは別に、アルコールの問題の渦中にいる人が「スポンシー」として、アルコールの問題をとりあえずは整理できた者を意味する「スポンサー」の助力を得ながら、回復に向けて一二の「ステップを踏む」という過程が進められます。その「一二ステップ」の第一として、「私たちはアルコールに対し無力であり、思い通りに生きていけなくなっていたことを認めた」と記されています（アルコホーリクス・アノニマス 2019: 6）。アルコール依存症が回復困難な理由を、ものごとを主体と客体に二分する西洋二元論の発想に見るグレゴリー・ベイトソンは、アルコール依存症者は酩酊から覚めたときに自分が真に努力すれば飲酒はやめられる、すべてを自分の思い通りにできると信じると指摘しています。これは西洋の誤った二元論の極端な表れと見ることができる、と彼は主張します。ベイトソンによると、ＡＡではまずその誤った信念を砕くために、前述の第一ステップが設定されています（ベイトソン 2000：425-426）。アルコール依存症者は自分を無力と見なすことで、己がアルコールの問題の内部に飲みこまれているということ、つまり中動態の状態にあることを把握しなければならないのです。

自分なりに理解できる神

その上でＡＡでは、自分の手におえない問題を超越的なものによる回復へと委ねる手続きが進められます。ＡＡの聖典にあたる『アルコール依存症者の匿名会――どれほど莫大な数の男女がアルコール依存症から回復したかについての物語』。以下、通称の『ビッグブック』と呼びますが（ＡＡ 2001として記載）、この本はこのあたりの論理を「自分なりに理解できる神」という語を用いて、読者に伝えています。

『ビッグブック』の「私」は語ります。「私は自分を超えた偉大な力」を信じるけれども、それは「私にとっての知の英雄たち、科学者、天文学者、進化論者すら、広大な法則と諸力が働いていることを推定している」からに過ぎず、そういう意味での「時間とも限界とも無縁な宇宙の魂」ならば信じられると（ＡＡ 2001：10）。他方では、「私」は「牧師や世間的な宗教」には距離を置いているし、人々が「神を私に関わるものとして扱い、神には愛、超人間的な強さ、目指すべきものがあると話すとき、私は苛々してしまい、心がそんな理屈を撥ねのけてしまうのだった」(: 10) と書かれています。「私」は、宗教戦争や異端審問の歴史をうんざりしながら思いだし、「公平に考えて、人類の宗教が何か善をもたらしたかどうかについて、不信感があった」(: 11) と述べます。神とか宗教とかが嫌いな人物です。

ところが学生時代の友人が「私」に、アルコール依存症者は「自分を超えた偉大な力」を信じられれば良く、「私が事を始めるのにそれ以外は何も必要ではなく」、「神についての自分なりの観念を選べばよい」と助言します (: 12)。つまり、既存の神や宗教は不必要で、自分なりにそんなふうなものを勝手に信じるだけで大丈夫というわけです。眼を見開かされた「私」は、「自分なりに理解しているものとしての神に、お望みのままに自分を使って行動してくださいと、神に自分自身を謙虚に捧げました」(: 19)。そうして「私」は、「創造主が私たちの心に入ってきたこと、そしてまったく奇跡的な仕方で生動しているという絶対的な真実」(: 25) に直面します。

アルコール依存症者の「神」は「ハイヤーパワー」とも呼ばれ (: 100)、私たちは「好みの観念で、自分にとって意味のあるものなら何を選んでも良い」ため、この方法は不可知論者や無神論者であっても有効だと説明されます (: 93)。あくまでも「要点は、人が自分を超えた力を信じようとすること、そして精神世界の原理にしたがって生きること」(: 93) で、AAは「ほとんどの宗派に共通する一般的原理だけを扱う」のです (: 94)。他方で、アルコール依存症者がすでに熱心な信仰を持っている場合には、「その人の信仰や見識がどれほど深くても、それを活用できなかったということ、だから飲まないではいられなかったということに注意を促す」ことで、関心を引きよせます (:

93）。信仰の具体的な内容は各人に委ねられます。「私たちの仲間が、個々人としてどの宗教組織に自分の身を置いているかは、関心事にならない」と書かれています（: 28）。『ビッグブック』の匿名の著者は、「アメリカの著名な心理学者ウィリアム・ジェイムズは、著作『宗教的経験の諸相』で、人々が神を見出した仕方は多種多様だと述べている」と指摘していて、「私たちは誰に対しても、信仰を得られる方途はたったひとつだけなどと説くつもりはない」と証言しています（: 28）。ジェイムズが紹介した宗教的体験の普遍性という観点に、AAの立脚点のひとつがあるのではないでしょうか。

質問と応答　選択肢としての当事者研究

受講生F　やっぱりうさんくさい感じがします。「ハイヤーパワー」という語感が特に。宗教ビジネスっぽいです。

唯　AAのミーティングに参加して、神やハイヤーパワーという言葉を聞いて、うんざりして参加しなくなる人がいるのはたしかです。特に日本では「欧米臭」が強すぎるかもしれませんね。「ハイヤーパワー」という訳語が悪いのかもしれません。原文では〈a Higher Power〉、「なんらかの高次の力」です。なんでもいいから、ちょっと試しに「よくわからんけど超すごい力があるって想像してみて！」くらいのノリです。

受講生D　そうなんですね。

唯　日本独自のアルコール依存症自助グループとして「断酒会」というものもありますけれど、こちらはこちらで昭和的というか、体育会系的な体質があって、苦手な人はとても苦手です。

受講生F　先生はＡＡのうさんくさい印象を認めつつも、あえて推してるように見えるのですが、ぼくのその印象は正しいでしょうか。

唯　自分の意志をどれだけふるっても、アルコールという嗜癖の力が人を飲酒へと向かわせる依存症は、中動態の病と言えると思います。その病を治癒するために、進んで「神」を受けいれ、別の中動態へと身を置く。アルコールによってではなくて、信仰心によって飢餓、あるいは嗜癖を満たすと言っても良いかもしれません。ここに、アルコール依存症の解決への道があるという論理は説得的に感じられます。

受講生C　やはり日本人向きではないような気がします。日本では宗教はファッション的なものというか、イベントとして日常を彩るものとして愛されています。一方でガッツリ宗教にのめりこんでいる人は、敬遠されてしまいます。

唯　そのことは否定しません。当事者研究がキリスト教の精神を淵源としていることを二回まえの講義で述べましたね。それとは別に、当事者研究にはＡＡのこの独特の宗教性が流れこんでいる、そのことはまちがいありません。でも、当事者研究では宗教的要素は決して前面に出てきません。当事者研究で私たちはキリスト教の「神」でもＡＡの「ハイヤーパワー」でもなく、苦労の構造解明、ユーモア、仲間の協力、人間愛、生命力、そしてナラティヴの力によって、自助を成しとげるのです。私の本来の「推し」は、もちろん当事者研究です。

受講生G　オープンダイアローグはどうですか。そこには宗教性はありませんか。

唯　オープンダイアローグではモノフォニー（単声性）でなくポリフォニーを大切にします。それは神、救世主、教祖などから出てくる唯一絶対の声を認めない思想だと私には思えます。人間の多数の声を平等に重視する。そこには宗教性よりも人間性と民主主義があるのではないでしょうか。

二月

唯の日記より

きょうの「葬」では、初めて来た四〇代の女性がDVを扱うことはできるでしょうか、と質問していた。それを聞いた刻一郎さんの表情は翳り、心臓がバクバク音を立てているのが私たちにも聞こえてきそうだった。

「それは当事者研究では扱えません」

刻一郎さんはそのように言った。

「それは犯罪に関わる内容、法によって裁かれるべき問題です。当事者研究で処理するのは不適切なんです。両者は混同できません」

刻一郎さんによると、当事者研究はふだん私たちが能動と受動の関係に囚われているのを解放し、中動の構図から新たな光を当ててくれる。でも、それは能動と受動によって処理されるべき法的問題に持ち込まれてはならないとのことだった（横道 2021: 197-198）。

結局、刻一郎さんはその人のための当事者研究を開催せずに、警察や福祉行政に相談するように勧めていた。DV、性犯罪、児童虐待などは「葬」で相談できることではないという。とはいえ、しかるべきところに相談した上で、当事者が心穏やかな生活をするために、法的問題とは別の次元の「自助」を望むなら、当事者研究ができるとの話。

私はふたりのやりとりを聞きながら、頭の整理を進めていた。私も当事者研究の誤用に気をつけなくては、と心に刻んだ。

ゆかいなレンツくん 第3話

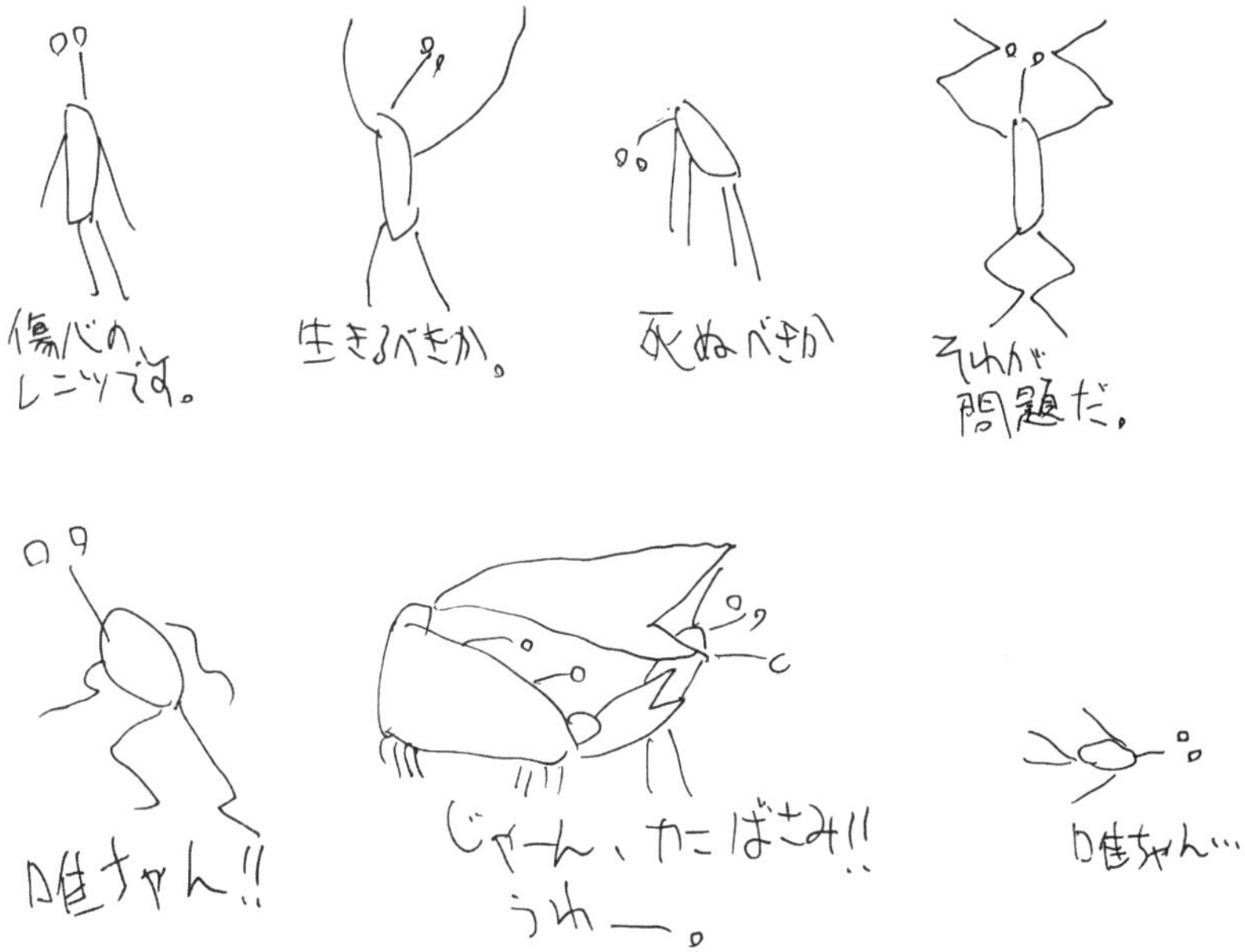
傷心のレンツです。
生きるべきか。
死ぬべきか
それが問題だ。
唯佳ちゃん!!
じゃーん、かにばさみ!!
うわー。
唯佳ちゃん…

一二月の対話

オープンダイアローグ・アプローチ（二）

一二月。底冷えのする京都の冬が本格化してきた。いつもの会場に自転車で来たけど、とんでもなく寒い。もっと寒くなる次回はバスで来ることにしよう。いま私は、このまえ買った「焼肉」と書かれたパーカーを着て、高校生のときに親友とプレゼント交換したかわいいマフラーを首に巻いている。鼻水が垂れそうになって、少しだけ鼻ちょうちんがぷっくうとふくらんだ。やばすぎる！ あたりをそっと見回しながら、誰にも見られてませんようにと心のなかで祈った。

実は、Q菜さんからきのう連絡があって、きょう少しだけ早く会場に来てほしいと頼まれていた。それで三〇分くらい早く到着したのだ。ロビーで落ちあうや否や、いつもどおりに「へ」の字の口をしたQ菜さんから、地下一階の休憩室に行くように促された。空いている席をふたつ見つけ、そこでホットコーヒーを飲みながら事情を聞く。

Q菜　あのさ、刻一郎さんから連絡が来て。
唯　はい。
Q菜　まあ、見て。
唯　はい。「Q菜さん、まず謝ります。先々月から悩んでいたんだけど、ぼくにはもう少し自分を静穏な環境で見つめなおす必要がありそうです。だから、(本当にごめんなさい！)「莾」にはしばらく行かないことにさせてください」。えっ！

Q菜　やばいだろ。
唯　炊きたてさんも刻一郎さんも、ついでにレンツさんも来ない……。
Q菜　そうだ。炊きたてさんも刻一郎さんもいない。私にはどうでもいいけど、ついでにレンツもいない。続き読んで。
唯　はい。「炊きたてさんに相談してみると、それではQ菜さんと唯さんに委ねると良いでしょう。Q菜さんは二年前の初参加から一度も休んだことがないですよね。そして最近の常連だと唯さんもそうでしょう、と言われたんだ。そんなわけで、今回からQ菜さんがメイン、唯さんがサブということで運営してほしいんだ」。えっ！
Q菜　マジやばいだろ。
唯　Q菜さんが司会、私がホワイトボードですか。無理ですよ！　当事者研究は、司会以上にホワイトボード担当が難しいって聞いたことがあります。参加者それぞれの発言から、すらっと要点を抜きだして書きださなくちゃいけないし。かと言って要点だけ抜きだせば良いわけでもなくて、おもしろい発言なんかは、枝葉末節に見えても、じょうずに掬っていかなくちゃダメだとか。そうすることで、ホワイトボードの内容が充実して、当事者研究が進みやすくなる。無理無理、私には無理です。
Q菜　今度さ、ふたりでちゃんと練習しよう。私が司会で唯がホワイトボード。なんなら唯が司会で私がホワイトボードでもいい。でもきょうすぐには厳しい。だから、きょうは当事者研究じゃないことをやろうと思うんだ。

唯　その心は⁉

Q菜　オープンダイアローグ的なこと。

唯　それ、バイトしてるコミュニティホームでやったことあります。Q菜さん、詳しいんですか。

Q菜　以前「薪」で焚きたてさんと刻一郎さんが開催したことあるんだ。で、思いだしてみると、たぶん当事者研究よりはやりやすい。

唯　そうなんですか。

Q菜　「たぶん」だけどな。

唯　どうやってやるんですか。

Q菜　まずクライアントが悩みごとや困りごとについて語る。そのあと、ほかの参加者はクライアントにいろいろな疑問点を質問していく。クライアントは答える。

唯　はい。

Q菜　それから「リフレクティング」の時間を取る。これはほかの参加者が、クライアントをわざと放置して、クライアントについて意見交換をするというもの。クライアントには離れた場所から、その様子をじっと観察してもらう。で、クライアントはさらに思ったこと、考えたことを語る。それに対して、またリフレクティングをやる。

唯　複雑ですね。「リフレクティング」が難しそう。

Q菜　いや、そうでもない。まあ、私が仕切るから、うまくついてきて、タイミングを合わせて発言してくれれば大丈夫。

唯　わかりました。

四〇代と三〇代のおじさんふたりが運営していた「犇」は、急転直下、二〇代と一〇代の女の子ふたりが運営する会になってしまった。これっていったい全体、大丈夫？　Q菜さんから聞いた「オープンダイアローグ的なこと」は、以前「猫街」で体験したものとはかなり異なっているみたい。ちゃんとQ菜さんをアシストできるかな。私たち、大ピンチ！

定刻が来た。今回の参加者は、私とQ菜さんのほかにヤンヤンさん、☆乃さん。ときどき参加している会というけど、私は初めて会った窃盗症（クレプトマニア）の艸《くさ》さん。万引きは自分を飾りたい、人を騙したいという衝動にもとづいているから、その衝動をなくすために自己開示すると良いと聞いたそう（吉田 2020: 151）。初参加で社交不安障害を抱えているてっちゃんさんもいた。そして「猫街」からついに参加してくれた、やはり初参加の美希さん。

☆乃さんの当事者研究から始まった。

☆乃　思えばいろんなことで悩んできました。二〇代のころは、別れた相手から肉体関係を迫られて、嫌われたくない、自分のことを好きになってくれる人を否定したくないと思うあまりに身を任せて。でも、あとになってから後悔するの繰り返し。

Q菜　……。

☆乃　三〇代のころは、私の性別違和を認めてくれず、女性と結婚するように脅迫してきた父親への距離の取り方。転職して会社をわからなくしたり、戸籍住民票の閲覧制限を申請して、住所をわからなくしたり。性転換手術をしたのも三〇代。

唯　……。

☆乃　四〇代では、住環境の悩み。とある男性と事実婚をしていたけれど、なんやかんやの理由をつけて入居を断られた。同じセクシャルマイノリティ同士で悩みを共有できる空間を作りたいと考えて、居場所作りに奔走したけれど、「セクマイ専門にすると、そう見られたくない当事者が忌避する」という意見の人たちとの調整が難航して、さまざまな多様性を受けいれるコミュニティとはどういうものか、と理想を模索して。

Q菜　……。

☆乃　いまの悩みは、もう人生に疲れはてたということ。働きに出ると、帰ってくる途中で休憩しないと帰れないくらいに疲れてしまいます。お風呂や夕食の準備に辿りつけずに、化粧も落とさずに寝入ってしまう。いま参加している会も、参加中は楽しいのだけど、家に戻ると虚しいやらなんやらで、押しよせた疲労に対処できません。それでここに来るのが億劫になり、何年もご無沙汰してしまいました。

Q菜さん　……。

唯　☆乃さん、私たち発言してもよろしいでしょうか。

☆乃　喜んで。

Q菜　じゃあ、みんなで☆乃さんにいろいろ質問する時間だ。まず私からやる。☆乃さん、答えたくなかったら答えなくてもいいんですが、ねぎらってくれる存在は身近にいますか。

☆乃　事実婚の状態だった人が普通の女の人に走ってから、ヤケになってパートナーは作らなくなりました。でもそろそろ終活用のパートナーが欲しいと思ってます。

唯　☆乃さんってすごく美人で私は女として負けてるなって感じるんですけど、何か秘訣はありますか。

☆乃　リップサービスをありがとう。いつまでもステキな女性でいようと思って、水面下で足掻きまくっているの。収入のほとんどは美容や服、女性らしさを維持するための手術代なんかに費やしてきました。ほとんど何もしなくても可愛いあなたが羨ましいと思っています。

美希　ストレス対処はなさっていますか。パートナーは必ずしも大事ではないと思うんです。独り身の気楽さということもありますから。でもひとりでいるときに潰れてしまわないようなあれこれの工夫はいるかなと考えます。

☆乃　最近はホットヨガをよくやっています。あとは低カロリーで野菜中心のおいしい食べ物を作って、ムシャムシャ食べること。でもなかなか心の虚しさは埋まらなくて。

艸　嗜癖なんかには振りまわされませんかね。私みたいに万引きをするとかでなくても、酒、薬、タバコ、パチンコ、買い物なんかに。

☆乃　若いころはセックス依存に振りまわされたけど、ある時期から急に冷めましたね。老化か更年期障害か、ほかの何か理由はわからないけれど、欲求が込みあげなくなってきて。むしろいまは、欲求が少なすぎて、それが問題なのかもしれない。
てっちゃん　自分、よく自己嫌悪に陥ってしまうんですね。単純に楽しいことやってても、自分をジャッジするもうひとりの自分が「こんなことやってどうなる？」って攻撃してきてしんどい。☆乃さん、そんなことないですか。
☆乃　私もあなたくらいの年ごろには自己嫌悪にまみれていました。社交不安障害の苦しさはわからないけれど、もっとモテたいとか、もっと余裕のある暮らしをしたいとか思って。いまは強い自己嫌悪はないと思う。もうそんなことをしている年齢でもないというか。でも自分のことを大好きになれたわけではないから、自己嫌悪が常態化して、気にならなくなっているだけかもしれない。
ヤンヤン　☆乃さんも私から見たら若い人ですが、だんだん老後の心配が出てくるかもしれません。相談できる仲間なんかはいますか。私で良かったら、いつでも相談相手になります。少しは役に立てるかと思っております。
☆乃　ありがとうございます。私はセクマイということもあって、老後のことは人一倍不安に感じています。相談に乗ってくださるのでしたら、とても安心です。
Q菜　じゃあ、いまからリフレクティングをします。☆乃さん以外のメンバーで意見交換します。☆乃さんは少し離れて、私たちを観察していてください。
☆乃　ええ。
Q菜　私はいま女の子と付きあっているから、☆乃さんには共感するところが大きかった。そのパートナーは私に依存傾向があって、いつも泣きながら私に母親みたいな役割を求めてくる。私もそれに応じて共依存の関係が深まりつつあるから苦しい。☆乃さんはトランスジェンダーとして半世紀くらい苦しんできたと思うから、正直言って尊敬を感じるんだ。

ヤンヤン　私はこの「蕣」に参加するようになって、いろんなことを前向きに考えられるようになりました。炊きたてさんも刻一郎さんも、私の子どものような年なのに、この老人を分け隔てなく受け入れてくれた。いろんな人に出会えましたし、いままた☆乃さんと出会えてうれしい。つまり私は☆乃さんに感謝しているわけですな。で、私は最近、若いころ好きだったけど、なんとなくやらなくなったことをやってみて、楽しんでいます。気分転換になるし、人生が新鮮になったような気がしますから、お勧めできます。

美希　私は小さいころに交通事故で父と母、兄と妹を亡くして、自分だけ生きのこりました。そのあと祖父母に育てられましたが、とても昔風の考え方で、よく折檻、つまり肉体的暴力を受けました。成人してから祖父母とも絶縁して、天涯孤独の身です。テレビドラマやバラエティ番組で「暖かい家庭」のイメージが映されると、自分の人生が情けなく思えて、チャンネルを変えてしまいます。大切に育てられた人はすぐにわかります。穏やかで健康的で偏っていない。私もそうなろうと努めてきました。でも私は性の問題ではそれほど苦しんできませんでした。女性特有ないやなことを経験したことは何度もあるけど、☆乃さんのように男の体を持って生まれてきた苦悩はすさまじいものがあると思います。Q菜さんと同じく、尊敬してしまいます。

てっちゃん　自己嫌悪の悪循環がなくなったって聞いて、すごいなって思いましたね。自分も自分をちゃんと受けいれて、もっと人生楽しまんとなって思いました。いつか☆乃さんみたいになれるように、もっとリラックスして生きようと思います。

Q菜　「彜」に来る人は、人並み以上のつらい体験を生きのびてきたサバイバーだと思います。トラウマに苦しんだりもするんだけど、前に読んだ本に心的外傷後成長っていうのが書いてあった。心に傷があったら、逆にそれと格闘して、人間として大きく成長できるって。☆乃さんからそれを感じます。

唯　私は☆乃さんよりもずっと年下ですが、☆乃さんがすごく頑張っているということに胸が痛みました。ストレスフリーな環境でもやりすぎて体を壊すことがあります。私はいまはこんな感じで元気ですが、中学から高校の途中まではリストカットをしていました。家族内の圧力に悩んで、自分も両親のように心の病気になるんじゃないかと不安で。何度も手首を切って血を流しました。うまく言えないのですが、☆乃さんの話を聞いて、そのころの自分のことを思いだして、胸が締めつけられました。

艸　私は以前、願掛けがやめられなくて、ジンクスに縛られてばかりいたんですけれども、ああめんどくさい、不幸のどん底に落ちてもいいや、と思うようにして解放されました。失敗したらどうしようと考えて、それを回避するおまじないに縋っていたけど、失敗しても即死するわけではないから、どんどん失敗して身の丈にあった自分になろうと思ったんです。☆乃さんも、少しバランスが崩れてもちゃんと☆乃さんだと思います。

Q菜　では☆乃さん、また応答してくれますか。

☆乃　みなさん、本当にありがとう。私のために時間を使ってこんなにいろいろ言ってくれて、とても感激してしまう。Q菜さんや美希さんが私を尊敬するって言ってくれて、気恥ずかしいけれど、感謝してそのお言葉を受けとります。Q菜さんは私と似た問題を抱えているし、美希さんは私以上に壮絶だなと思いました。唯さんも自傷行為で苦しんだなんて想像もさせない元気さで、心が強い人なんだなって思った。Q菜さんが言った心的外傷後成長は初めて聞いたけど、勇気が出るわね。てっちゃんが言うように人生を楽しまないとね。

てっちゃん　へへへ。

☆乃　艸さんもありがとう。私はバランスが崩れたら「気持ちの悪いオカマ」だって自分で思っていて、いつでもそのイメージに苦しんできました。「やっぱりオカマだ」と言われないように誰よりも綺麗な女の人でいようと思って努力してきたの。でももっと息抜きをして良い段階にきたのかもね。ヤンヤンさんが言っていた、長年やっていなかった好きなこと、ぜひやってみようと思います。

てっちゃん　たとえばどんなことをやってみますか。

☆乃　ひとつはパートナー探しね。終活のためになんて思わずに、まだ普通の恋人を探してみても良いのかもしれない。ＬＧＢＴ向けのマッチングアプリやＳＮＳを利用して。私にはソウルメイトへの憧れがあるの。この世のどこかには自分のために生まれてきた特別な相手がいるんじゃないかという乙女っぽい考え方。それからサボテンが好きだから、たくさん栽培してみようかな。

Q菜　私の恋人もソウルメイトに憧れてます。だから私がソウルメイトになってあげると言ったんです。この考え方もっと広めたいんです。ソウルメイトを探すんじゃなくて、誰かのソウルメイトになってあげる。☆乃さんもどうですか。誰かのソウルメイトになってあげる。ワクワクが増えますよ。

美希　いい考え方ね。

ヤンヤン　似たようなことですが、サボテンも自室で育ててるだけでなく、安いものを増殖させて、誰かにどんどんあげてみるのはどうですか。「サボテンをじゃんじゃんお裾分けする会」です。

艸　いいですね。貰う側ではなく与える側になるのはスカッとしますよね。

てっちゃん　万引き常習者でもそんなこと思うんですね！

Q菜　それ挑発行為か。

唯　なんでQ菜さんが怒るんですか。

Q菜　怒ってない！　私は怒ってるように見えるだけだ。

ヤンヤン　いずれにしても、与える者になることで自信が湧くかなと。

☆乃　そのとおりね。みんなが私のことを考えて、私のために話をしてくれているという安心感で、落ちこんでる場合じゃないと思えました。大切にしてもらえてうれしかった。自助グループっていいね。

Q菜　炊きたてさんは以前「類似的他者と支えあう場」って言ってた。似たもの同士の気持ちよさ。

☆乃　みんなにちやほやしてもらって、ずいぶん問題が軽くなった気がする。

唯　やっぱり当事者研究やオープンダイアローグでは、問題は解決しなくても、問題そのものが解消されて、小さくなるんだ。

Q菜　そうだ、オープンダイアローグではクライアントだけを変えようと思ってはならない、っていうルールがあるんだった。
唯　えっ、どうして。
Q菜　個人を癒すだけじゃなくて、グループを進化させるとかなんとか。
ヤンヤン　じゃあ、私たちもお互いのソウルメイトになる、というのはちょっとハードルが高いでしょうから、それはやめておいて、「サボテンをじゃんじゃんお裾分けする会」に参加するのはどうでしょうか。
唯　私はエアプランツのほうが好きだから、それをお裾分けします。
美希　私は、きれいなかたちのどんぐりをあげまくる役になろうかな。
艸　植物でつながる自助グループですね。
てっちゃん　不思議な集まり！　でもおもしろそう。

☆乃さんのつぎは、美希さんが私たちの「オープンダイアローグ的なこと」を受けた。終わったあと、全員が感想を言う場面で美希さんは言った。

美希　オープンダイアローグには七つの原則があります。即時に対応すること、社会的ネットワークを重視すること、柔軟性と機動性を忘れないこと、チームとして責任を持つこと、心理的な連続性を確保すること、つまりミーティングを継続的に開催すること、不確実性に耐えること、どこまでも対話を続けること（セイックラ／アーンキル 2016: 57-66）。これらの七原則は患者がいて、患者を取りまく家族や友人がいるという状況が前提で、そこに医療チームが介入するときの柱です。この七原則を守ることで、急性期の統合失調症が治ると言われています。私は「猫街」というコミュニティホームで、「オープンダイアローグ・アプローチ」という名前で、オープンダイアローグを鬱病などの人の精神的ケアに応用しようと試行錯誤してきました。さっきの七原則は、どこまでも対話を続けることのほかは守っていません。それでも、とにかく対話するということが精神的ケアに役立つことを確認しました。今回、私がやってきたのとは違うオープンダイアローグ・アプローチに接することができたことは大きな勉強になりました。特にリフレクティングの採用は効果的だと思います。やはり七原則はほとんど守られていない、というか、医療ではないので守りようがないのですが、オープンダイアローグの精神は息づいていると感じました。私は福祉施設で働き、みなさんはこの自助グループで活動している。こんなふうに、それぞれの場所でオープンダイアローグが応用されて、広まっていくことを願っています。オープンダイアローグそのものとは異なりますが、このような実践もオープンダイアローグの普及に寄与できると思うんです。

私は美希さんの発言を聞きながら、「オープンダイアローグを本場でやってる人たちは、私たちの活動を認めてくれるのかな？」と少し不安になった。美希さんがやっていたオープンダイアローグ・アプローチに、レンツさんは違和感があると批判したことを思いだした。これからもいろんな形で実践して、オープンダイアローグのアレンジの可能性を探っていきたい。もっと多くの人と連帯できないかな。

一巡して最後にQ菜さんが感想を言ったとき、私の口は半開きになった。というのも、Q菜さんがめっちゃくちゃうれしそうに満面の笑みを浮かべていたからだ。

「いつも私は極度に緊張しているんですけれど、いまは達成感と開放感があります」

そのあまりにうれしそうな笑顔は、Q菜さんの普段の不機嫌そうな表情とのギャップが大きく、私の心に強烈に焼きついた。Q菜さんって、まえからなんとなくわかってたけど、すっごく「いい人」だ。これからふたりで、「舞」を支えていこう。その想いが強く湧きあがった。

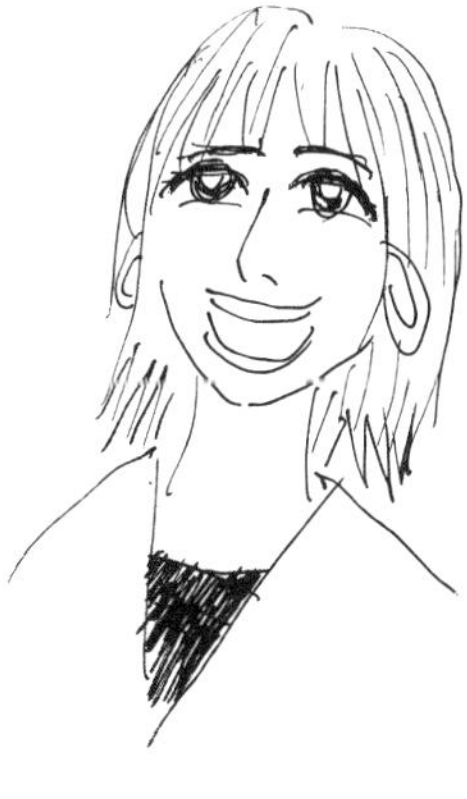

講義IV

共進化と二種類のポリフォニー

私が活動していた自助グループ「彝」では、早くからオープンダイアローグ風の実戦がおこなわれていました。そこで当初の主宰者が大事にしていたのは、セイックラのつぎの言葉です。

あらゆる陳述や発言は応答されなければなりません。発言と応答を結び合わせる対話の美学というものがあって、それが対話を、聞き手がいない〝モノローグ〟とは異なる〝ダイアローグ〟へと導いてくれるのです（斎藤 2015: 96）。

応答に応答を重ねつづける。でも、それだとナラティヴ・セラピーなどでも実現できそうです。オープンダイアローグの対話性はどのようなものなのでしょうか。

三人以上のダイアローグ

私がお世話になっていた「彝」の主宰者は、村上靖彦さんが斎藤環さんと対談したあとに、斎藤さんに関して報告したことをヒントにしていると言っていました。斎藤さんは「「一対一の関係はモノローグ」といった驚くべき表現を用いていた。これらはセイックラのテキストにはない言葉なので、斎藤さん自身の実感に由来するのだろう」（斎藤／村上 2016: 58）。

一対一の対話は、たしかに既に「ダイアローグ」なのです。でもオープンダイアローグとしては不充分なんです。ひとつの声でもふたつの声でもなく、多数の声が響いてほしい。というのも、声がふたつだけならハーモニーを奏でやすく、つまり調和しやすく、結果的にモノフォニーとなってしまうからです。大切なのはポリフォニー、複数性の共存です。

でも、このように言ってしまうと意気込みすぎているように聞こえるかもしれませんね。オープンダイアローグを現地で学んだ森川すいめいさんは、同様に「一対一」はなるべく避けたほうが良いと考えるようになったそうですけれど、その理由をもっと柔らかく「一対一では、アイデアの量や種類に限界があるから、行き詰まってどうにもならなくなるときがある」と表現しています（森川 2021: 153）。

問題解決と問題解消

私はかつて、当事者研究やオープンダイアローグ風の実践で、問題が解決していないのに解消されて小さくなるという事態を体験しました。この事態は、私たち参加者が、多数の声が響く世界に入ることで、私たちの既成の認識が地滑りを起こし、ものごとを理解する上での新しい地平が用意されることだ、と考えられます。伊庭崇さんと長井雅史さんはオープダイアローグのその性質を、的確に指摘しています。「問題やその状況について、共有し得る新しい理解が得られるまで、さまざまな視点を踏まえて対話を重ねて」いくことによって、「問題に対して、囚われていた視点や解釈から解放され、問題そのものが融解して」いくと（井庭／長井 2018: 7）。

白石正明さんはオープンダイアローグでは「対話というプロセスそのものが続いていることが重要である、そうするとなぜかものごとがうまく行くという発想への転換」があると述べています。

現場的にはよくわかる話です。何か問題設定があって、解決のためにみんなで話しているんだけど、話しているうちに問題がどうでもよくなるということですよね。「理論」というものの多くは、問題がいつまでも変わらないという設定で作られているけれど、現場にいるとそれについて話しているうちに問題そのものが時間の中に溶けてしまうという、ある意味で手品と言ってもいいようなことがよく起こるんです。論理で考えていることを行為の場に移すと、その論理の前提がどんどん崩れていっちゃう。ぼくにはそれこそが一番おもしろくて快感がある。人によってはそれを不快と思う人もいるかもしれませんが（丸尾 2021: 224）。

皆さんにも、この現象が思いあたるような対話の経験はありませんか。

この問題解消の仕組みは、当事者研究でも発生します。「べてるしあわせ研究所」は、「かかえている問題に対して「研究すればいい」と立ち位置を変えると、問題そのものは何も解決していないのに、「解消される」（べてるしあわせ研究所 2009: 23）と指摘しました。自分の悩みごとや困りごとに対して、それまでとは違った研究をするという態度で向きあいなおすことで、問題が扱いやすくなり、サイズダウンを起こすのです。これに加えて私は、当事者研究会でも、オープンダイアローグと同様に多数の声が響くということを指摘します。オープンダイアローグと同様にして、当事者研究会を体験することで、抱えている問題はさらにサイズダウンするのです。

私たちは当事者研究会でもオープンダイアローグ・アプローチでも、問題解決と問題解消の両方を探ります。話し手が語る内容に耳を傾けたあとに、こうしたら良いかもしれないと提案したり（高圧的な助言にならないように注意して）、私の場合はこうだったと事例を話したりします。そこからクライアントが何かしらのヒントを得られるのを期待しているのです。クライアントも、まずはそのような具体的な解決方法を期待していることが多いです。でも、問題解決への志向はじつは副次的で、真に目指しているのは問題解消です。話し手が自分の立っている位相の変化を体感し、いろんなものごとが違った形で見えてくる。ゲシュタルト・チェンジ、パラダイム・シフトを起こす。それを私たちは狙っています。

共進化をめざす

さて、しかしその際に対応チームが安全圏にいて、クライアントだけを変化のなかに放りこもうとするのはちょっと違うと思います。オープンダイアローグで患者を「変えようとしていないか」という問いに関して、セイックラのつぎの発言があります。

答えはイエスであり、ノーでもあります。イエスというのは、変化が求められているからで、そうでなければ、教育やセラピーのたぐいはまったく不要でしょう。しかし、もし変化が一方的に起こすべきものとして理解されているのであれば、答えはノーになります。対話的な実践は共進化をもたらします。そこでは参加者全員が変わっていくのです（セイックラ／アーンキル 2019: 171）。

言いかえると、クライアントに対応しているチームは、クライアントを一方的に新しい物語に乗せてはならないということです。みんなで新しい物語に乗るのです。

余剰は大切

斎藤さんは、オープンダイアローグでは「対話を長くつづけるため」には「大事な話ばかりしないこと」、「大事な話をすると終わっちゃいますから、対話が」、「あっさり終わってしまったら、その対話は失敗なんです」と書きました（斎藤／水谷 2021: 66）。たしかに、この見解は説得的です。私はこれに加えて、「大事な話ばかりしない」ことの意義をさらに別のところにも発見します。対話に余剰な部分が紛れこむことで、それが対話を膨らませ、クライアントと対応チームのゲシュタルト・チェンジ、パラダイム・シフトを促進することがあるということです。何がきっかけになるかわからないからですね。余剰だと見えるところが、爆発への導火線となるかもしれません。

質問と応答

水平的ポリフォニーと垂直的ポリフォニー

唯　それでは質問を受けつけます。

受講生H　対話する上でのコツのようなものはありますか。

唯　そうですね。それでは、対話の際のポリフォニーには実は二種類あるということから考えてみましょうか。

受講生H　二種類。そうなんですか！

唯　セイックラとトム・エーリク・アーンキルは、フィンランドのカウコ・ハーラカンガスによる「水平的ポリフォニー」と「垂直的ポリフォニー」の理論をオープンダイアローグに採用しています（セイックラ／アーンキル 2019: 198-199）。水平的ポリフォニーは、対話の参加者同士が作るポリフォニーです。私たちがポリフォニーというとき、一般的にはこちらを思いうかべるでしょう。

受講生H　はい。

唯　ところが、別のポリフォニーもあります。参加者ひとりひとりの人格には、多面性があります。たとえば私を例にすると、私の母にとっては娘、私の夫にとっては妻、私の子どもにとっては母親、私の上司にとっては部下、私の部下にとっては上司、私の幼馴染にとってはちょっと変わったノリの子、私の近所の人にとっては謎のおばさん、というように。そこで、私たちは他者との対話中に自分のなかに潜りこみ、自分の多面性、あるいは複数性を相互作用させることができます。それが垂直的ポリフォニーです。

受講生H　なるほど。

受講生A　おもしろいですね。

唯　竹端寛さんは、対話のなかでこの水平的ポリフォニーと垂直的ポリフォニーを立ちあげることで、「いま・ここ」で「新しい意味」を形成する「生きられた経験」が得られると説明しています（竹端 2016: 59-64）。斎藤さんは、オープンダイアローグの「沈黙」を重視しています。「沈黙とは、自分の内的対話に没頭することです。ずっとしゃべっていると、水平方向にばかり対話が広がって、垂直方向に深まらない。自分との対話を深める意味で、沈黙も非常に大事なことです」（長野 2021b）。対話の先行きの不透明さを受容し、沈黙の時間、つまり対話の余白も受容する。そうすることで、新しい言葉が湧きだしてきます。

受講生F　余白を味わうっていいですよね。

唯　水平的ポリフォニーと垂直的ポリフォニーを両方とも大切にして、ネガティヴ・ケイパビリティによって中動態の時空を体験し、みんなで共進化しましょう。

一月

特訓風景

イグ　やっぱりすべては父との関係です。小学生のころ、夕食で父はいつも職場の同僚の悪口をこぼしていました。母もそれに合わせて、主婦仲間の悪口なんかを言っていた。父はめんどくさそうにしながらも一応は母の話を聞く。で、それなら自分もと思って、私が学校であったイヤなことを言うと、それは許されない。「うるさいから子どもは黙れ」って押さえつけられる。母は父の言いなり。父は私に何度も「母さんは性格が悪いけど、おまえは顔も性格も悪い」って言ってた。私が発言することは無価値なんだ、と諦めるようになりました。

Q菜　イグさんは、いまはご両親と一緒に住んでいますか。

イグ　母はもう亡くなっています。父とは連絡を取っていない。もう後期高齢者だから、いつ死んでもおかしくない。

Q菜　こんなことを言うのはちょっと不謹慎かもだが、そのジジイが死んだら、状況は少し変わるのかもな。

イグ　そんなことないの。ほかの自助グループでもよく話題になるんだけど、親に悩まされた子は、親が死んでも変わらないの。親に言われたこと、されたことが内面化されてるから。死んでも問題は終わらない。

Q菜　そっかそっか。

イグ　ちょっと、もっと気合を入れてちょうだい。

Q菜　唯、ちゃんとやれよ。

唯　えっ、私？　す、すみません。私が悪いんですね。

Q菜　大丈夫、私も連帯責任だ。

唯　ふむふむ、そうなんですね。

Q菜　そうだ。

唯　イグさんは私の三倍くらいの年齢ですよね。それなのに親子関係の問題は解消できないんだなって。

イグ　二〇世紀末に出た本に、日本では八割の家族が機能不全だという見立てが書いてあったわ（西尾 1999: 20-21）。

唯　じゃあ日本人の八割はアダルトチルドレンですか！

Q菜　いや、八割の家庭が壊れていても、成長後に自分をACだと感じる子どもは全体の二割とか三割だろう。特にひどい状況だったとか、本人の感受性が強かったとか。

イグ　父とはちゃんと空間的距離を置いたはずだった。会ってもイヤなことしかない。でも泣き言めいた連絡が来ると、自分から会いに行ってしまうの。これは一種の共依存なの。

唯　共依存ってなんじゃらほい。

Q菜　「人に自分を頼らせることで相手をコントロールする人と、人に頼ることでその人をコントロールしようとする人の間に成立するような依存・被依存の嗜癖的二者関係」（斎藤 1993: xi）。

唯　ぽかーん。

Q菜　つまり、ダメ人間のAさんが相方のBさんに甘えて、Bさんを思いどおりにしようとする。Bさんはいろいろ思うところがありつつも、甘えられれば相手を支配できるから、受けいれる。それが共依存だ。

唯　なるへそ。

Q菜　は？「なるへそ」ってなに？

唯　実は元禄時代に生まれた由緒正しい言葉だとか。

Q菜　イグさんは自分ではどうすればいいって思ってるんですか。

唯　無視しないで……。

イグ　ふだんの隙間の時間を埋めて、親のことをなるべく考えないようにしてる。でも、趣味はダメ。好きなことにお金を使うのに罪悪感があるもん。父から無駄づかいは厳しく禁止されていた。楽しく過ごす時間にも罪悪感がある。私が楽しそうにしているとき、父はいつも不機嫌になったから。

Q菜　最悪のクソジジイやな。

イグ　それがアダルトチルドレンの環境ということ。

唯　イグさんは子どもが好きでしたよね。子ども支援のボランティアなんかで活躍すると、自尊心が満たされるんじゃないでしょうか。

Q菜　自助グループの主宰者をしてみるとかもいいですよ。「蕣」の主宰、私から引きつぎます？

イグ　リーダーとしてやっていける自信がない。

Q菜　イグさんって、私の二倍くらい年上ですよね。
イグ　私はいつも心が重いの。あなたたちのような自由な若者ではない。
唯　イグさんは、ストレス発散はできてますか。
イグ　ストレス発散？　うん、全然してない。
Q菜　私は小さなところから少しずつ変えていく派です。まずはストレス発散から、お勧めします。
唯　梱包材のプチプチをつぶすとか。
Q菜　それギャグか？
イグ　私、草むしりが好きだから、それ系いいかも。
唯　日本からありとあらゆる草がなくなるまで、抜いて抜いて、抜きまくりましょう！
Q菜　日本を不毛の島国に変えてくれるな！
唯　あははは。
Q菜　たとえば、ふだん歩く道を変えてみるとか。しょうもなく見えることからでも、人生が徐々に変わっていくかもしれない。
イグ　どうせ私は人生、折り返してる。手遅れなの。負け組の人生。
唯　そんなのわかりませんよ！　一三五歳くらいまで生きるかもしれないですよ。これから一発逆転のステージに入るのかもしれません。
イグ　気が遠くなること、言わないで。
Q菜　そもそもイグさんって、毒親の環境を生きぬいた「サバイバー」なんですよね。自殺しなかったただけで立派。同じような境遇で自殺した人もいるはず。自分のすごさに向きあってみたらどうですか。

唯　自分がどれだけ頑張ってきたか、という側面に焦点を当ててるんですね。

イグ　そうね。自分だけでは気づきにくいけど、「葬」とかほかの自助グループで仲間の話を聞いていると、自分の経験に通じる話題がよく出てくる。そしたら「自分も頑張ったね」って思える。

唯　主宰者側としては、ひとりひとりが話すことを、大切にその場に置いていくことが大事になるんでしょうね。

イグ　そうなの。当事者の主観、その人が住んでいる世界をみんなで共有する。「正しさ」や「客観的事実」のことはいったん忘れてね（斎藤 2018）。

Q菜　！

唯　そうなんですね。

イグ　Q菜ちゃん、「このオバはん、いいこと言いやがった」って顔してるね。私だって「葬」には何回も通ってるからね。当事者研究とオープンダイアローグの勘所は押さえてるってわけよ。

Q菜　なるへそ。

唯　そっかそっか。個性を大切にする、か。常識とか正義は置いといて。

Q菜　そういうことだ。常識とか正義はそこらへんのキモいオヤジたちに任せとけ。自助グループは「その人ならではの世界」を守るんだ。

イグ　ふふん。じゃあ、私の世界も守ってもらわないとね。

Q菜　そうだな、じゃあ司会と板書の特訓を続けるぞ。

唯　はい！

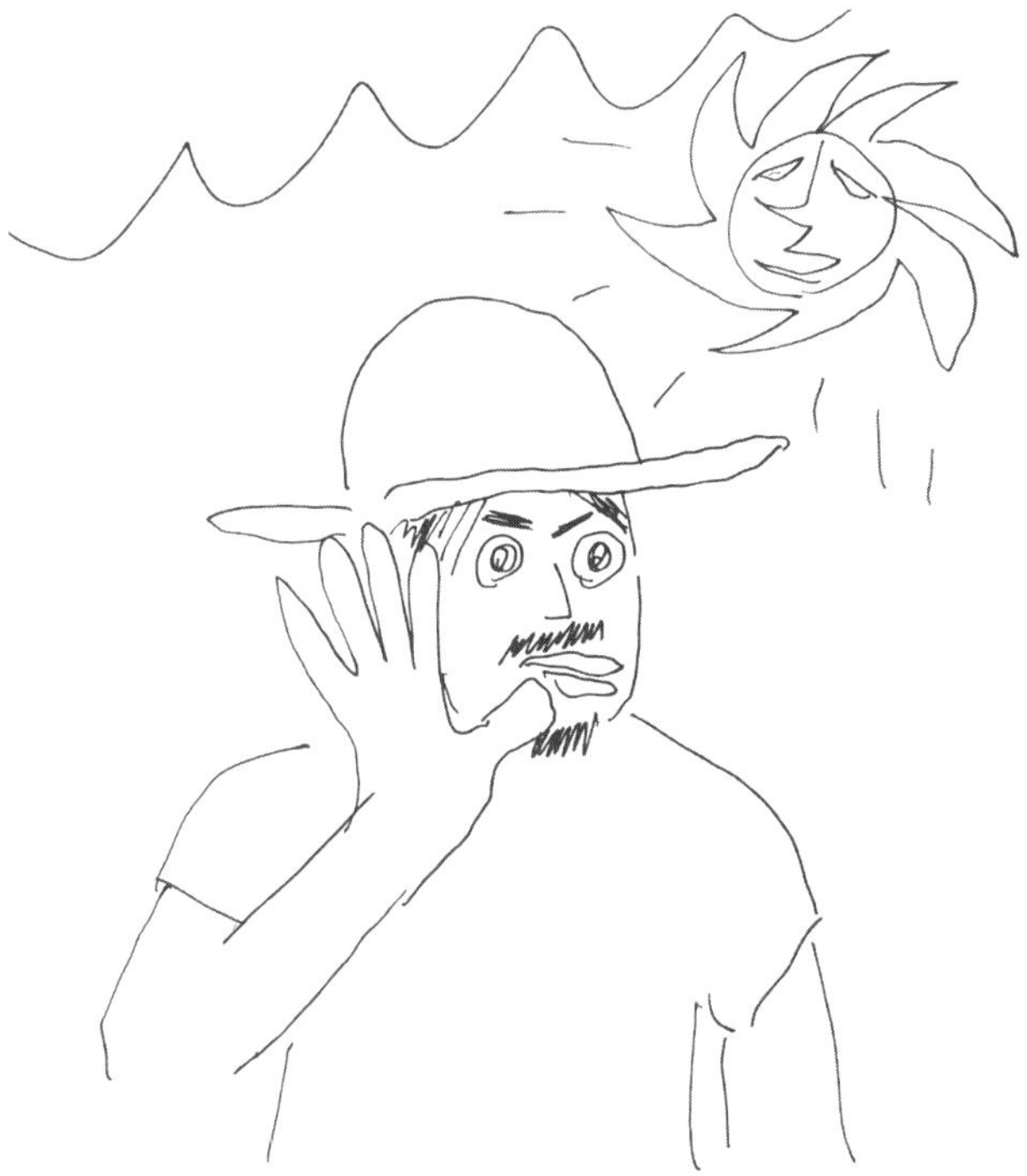

グアテマラの炊きたて

ゆかいなレンツくん 第4話

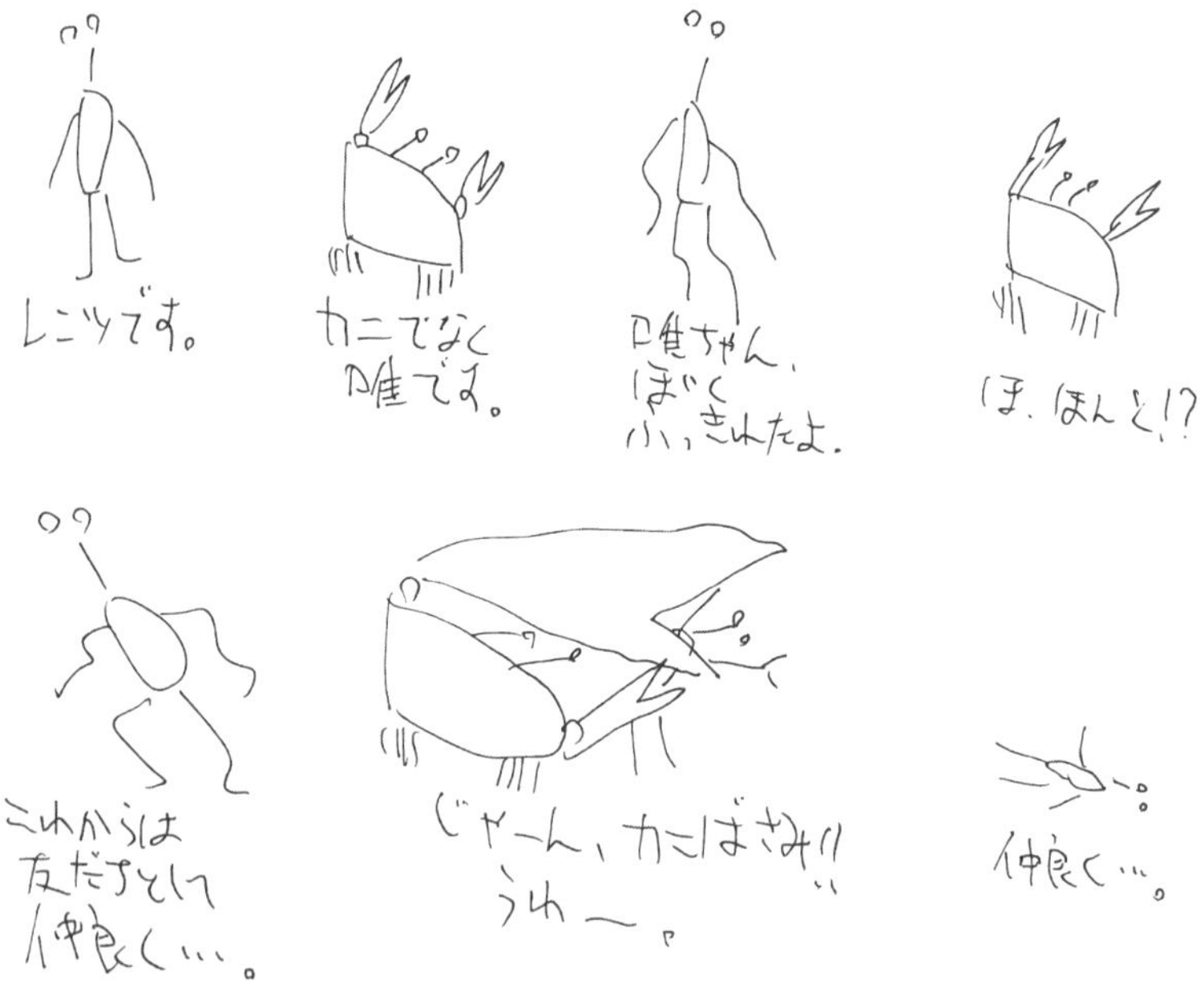
レンツです。
カニでなく
です。
ちゃん、
ぼく
ふっきれたよ。
ほ、ほんと!?
これからは
友だちとして
仲良く…。
じゃーん、カにばさみ!!
うわ〜。
仲良く…。

二月

当事者研究会の司会を務める

二月になって京都の底冷えも極まってしまった。新しく買った白いロングブーツを履いているのに、そして雪も降っていないのに、街中を歩くと地面の向こうからゾゾーッと冷気が足を伝ってきて、背筋をグネグネよじのぼってくる感じがする。

「それがし、もはやだめかもしれぬ」

私はつぶやいて、しょんぼりする。自分の白い吐息が、モヤモヤアッと視界に広がっていく。それでも私は挫けずに今回も「蕣」に出かける。

ところがぎっちょん、またしてもまたしても！　またしても「蕣」は困ったことになってしまった。スマホから通知音が鳴ったので、見てみるとＱ菜さんからの着信。私は不吉な予感がしつつも、文面にささっと眼を走らせる。

「唯、すまん。風邪を引いて寝こんでしまった。今日は行けない」

私は慌てて何を打とうかと悩んだけれど、気を落ちつけて、いたわりのメッセージを打つ。

「Ｑ菜さん！　ついに皆勤賞が崩れましたね。あなたの偉大さを噛みしめています。きょうは私に任せてください。終わったらまた連絡しますね！」

Ｑ菜さんから連絡が入る。

「唯、死に水を取れなくてすまん」

その謝り方、なんじゃらほい。私はスマホをギュギュッと握りしめて天を仰ぎ、

「どうしたらいいんじゃーっ！」

と心のなかで絶叫した。

私が急に「莽」のすべてを託されてしまった。

私は、無ウさん、薛さん、そして気が重かったけどレンツさんに連絡した。「輪っか」の女子部員たちにも、ダメモトで助けてと訴えてみた。そんなに親しくない子も含めて、いろんな子にメッセージを送った。こんなときだけうまく利用してしまう自分に嫌気が差してきて、喉元がクシャアッとしわがれた。

「おぬしたち、すまん！」

そうつぶやきながらメッセージを打っていると、薛さんと女子部員の何人かから「行けなくてごめんね」の返事が来る。無ウさんからは、「初めから参加する予定だったから向かってるよ」との返信。やったあ。冷凍庫に氷結した頑固な霜が、熱湯で解かされていくかのように安心する。レンツさんからも返事が来る。「大学で別の予定があったけど、唯ちゃんに頼まれたからには、キャンセルして駆けつけます」。レンツどの、かたじけない！

会場に入って待っていると、無ウさんとレンツさんがほぼ同時にやってきた。ほかの人たちも集まってくる。私たち三人のほかに、イグさんが来ている。ほかには、初参加だという五〇歳くらいの紙ネン℃《ど》さんと、兵庫県から来てくれた大学生の♨《おんせん》さん。紙ネン℃さんはＡＤＨＤを持っていて、いまは鬱に苦しんで休職していると言う。♨さんは「ぼくは診断を受けていないんですが、希死念慮に苦しんでいます」と語った。

私が司会を担当する。無ウさんに頭を下げてホワイトボード担当をお願いする。♨さんの当事者研究が始まったものの、紙ネン℃さんがオブラートに包まずに荒い喋り方をするのに冷や冷やする。♨さんが特に「診断を受けていない」のが気に入らないらしく、本人を当てこするような発言を何度も繰りかえす。ついに青ざめた♨さんがバッと立ちあがって、鞄を掴んで口走った。

「すみません、気分が良くないので失礼します」

「ちょっと待ってください！」

私はとっさに叫んで引きとめたけれど、相手は止まってくれない。

「そんな……」

私は立ちつくした。

休憩時間のあいだ、深い疲労感に包まれ、私はしょげていた。解けて泥まみれになった雪だるまのような私に、いたわりに溢れた声で無ウさんが話しかけてくる。

「唯ちゃん、つ続けられる？」

「私のメンタル、いま風前の灯です……」

レンツさんもやってくる。私とは対照的に、やたら意気揚々としている。

「ふっふ。大津蓮、参上！」

「なんでそんなに自信ありげなんですか」

「唯ちゃんのピンチを救えるからさ！　休憩後の司会、ぼくが代わろう」

「レンツさん、当事者研究の司会やホワイトボード、担当したことありますか」

「皆無だよ」

「できる自信が、おありということでしょうか」

「自信も皆無さ」

「じゃあ結構でございまする。私はQ菜さんやイグさんと練習したから、できます」

本当はイグさんに代わってもらいたかったけれど、このまえの特訓のときにリーダーシップを取ることが苦手だと言っていたから、きょうも司会を引きうけてもらうのは難しいと思う。それとも、泣きながら土下座したら、やってくれるだろうか。

でも、これ以上自分をみじめにしたくない。私はせめてもの決意を固める。「よし、紙ネン℃さんとはなるべく言葉を交わさずに進めよう、穏便にやりすごす」。彼が発言しても、話しかけてきても、風でグニャグニャ揺れるシダレヤナギのように、その風圧をさらりさらりと受けながそう。

そう考えたのに、休憩が終わって再開するや、問題の人物は言いだす。

「やっぱり初参加者を優遇すべきだよな。きょうの二回目の当事者研究は、ぜひオレのテーマにしてくれよ」

私は顔が引きつらないように注意しながら、凛とした声を作って返答する。

「そうですね。でも、ちょっとみんなで相談してみませんか。研究テーマの候補を出しあって、多数決を取るとか。そういう民主的な方法で……」

相手はいきりたつ。

「おいおい、勇気を出してやってきたんだから、もっとチヤホヤしてくれたっていいだろうが。ここは排他的で閉鎖的なグループですかい」

私は身をすくめる。

「いえ、そんなことはないです！」

相手は全身全霊でうれしそうに笑う。

「じゃあ、決まりだなあ」

あまり否定的なことばかり言いたくないけど、この人のしゃべり方に嫌悪を感じてしまう。でも、断るための積極的な理由を見つけられない。ゴリ押しに屈した私は、眼をつむって空の彼方の（？）炊きたてさん、刻一郎さん、Q菜さんに祈るような思いだった。

「みなさま、どうか私に力と勇気をお授けください」

紙ネン℃　自己紹介のときにも言ったけど、自分には発達障害がある。子どものころから人一倍、人間関係で苦労してきた。運動は得意だったけど、よくいじめにあった。「輪を乱すやつ」扱いされてばかり。脳が多動で疲れてるのに、かえって神経が昂って、うまく眠れない。睡眠薬、向精神薬、いろいろ試してみても効かない。シンナー、大麻、覚醒剤、いろいろやって何回も刑務所に入った。
唯　大変でしたね。
紙ネン℃　薬を使いたくて、いつもすげえイライラする。誰ともつながっていけない。NAなんか三〇年くらい行ってるけど、助けにならない。

唯　えぬえー、とは？

紙ネン℃　ナルコティクス・アノニマス。薬物依存症の自助グループ。そんなことも知らずに、こんな集まりやってんのか。

唯　あはは、未熟者ですみませんです。

紙ネン℃　いままでの人生は真っ暗、これからの人生も真っ暗。

唯　それはとてもつらいですね。未来や過去のことを考えると、人はどうしても不安になると思います。就寝前に何か楽しいことをして、「いま・ここ」に集中すると良いって聞いたことがあります。

紙ネン℃　んなことわかってるわ。しゃべってる途中で口を挟むの、やめてくれんか。

唯　すみませんでした……。

紙ネン℃　知能検査を受けて、人よりもＩＱの低い部分が多かったから、人間関係がうまくいかない原因がわかったと感じたね。なんで自分ばっかりこんな目に遭うのかと思ってる。いやな思い出がフラッシュバックしてキツい。どうしたらいい。

唯　……。

レンツ　あの、発言してもよろしいでしょうか。

紙ネン℃　ああ。

レンツ　ぼくにも自閉症のフラッシュバックがあるんです。特に夜がやばいです。だからＹｏｕＴｕｂｅとかでおもしろい動画を見て、フラッシュしづらくしてます。

イグ　私はイヤなことを思いだしたら、そのムシャクシャを利用して筋トレに向かうようにしてます。腹筋運動、ダンベルで鍛えるなどをやって、頭のなかをスッキリさせる。

無ウ　ぼ、ぼくも吃音のことで自己嫌悪になったら、すすスクワットとか、シャドウボクシングをやってる。

紙ネン℃　ああ。

唯　あの、少し講義っぽくなりますが、最近大学で知って感心した情報があって、紹介したいんですけれど、よろしいでしょうか。

紙ネン℃　ああ。

唯　イギリスの国営医療サービス事業機関は「国民保健サービス」というんですけれど、精神的ウェルビーイング（幸福）を得る方法として、五点を挙げています（NHS 2019）。

紙ネン℃　外国の話ねえ。

唯　一、現実で他者とつながること。家族や隣人と時間をかけて交流する、しばらく会っていない友だちと食事をする。二、体を活発に動かすこと。それによって脳に化学変化が起きる。学校や仕事の行き帰りに歩くようにするなど、無料で簡単な活動でもＯＫ。三、スキルを得ようと学ぶこと。料理、身近な壊れたものの修理、絵を描く、ブログを書くなど。自己肯定感があがり、他者ともつながる。四、他者に与えること。感謝を示す、周囲の人の気分や体調に配慮する、ボランティア活動など。五、現在の瞬間に注意すること（マインドフルネス）。人生をもっと楽しみ、自分自身をもっと理解して、感じ方や挑戦の仕方を変える。

イグ　わあお。参考になるわね。幸せに生きるためのヒントね！

紙ネン℃　長いし、最初から恵まれてるやつのための助言だと感じるね。他者とつながるって言うけど、こっちには発達障害があるから、つながってもストレスしかない。運動はいやなことをいっぱい体験したから、もうやりたくない。スキルを得ようと頑張ったこともあるけど、どれも足しにならんかった。他者に与えるなんて寒気がする。まずこっちに何か与えてくれんとね。最後に「いま・ここ」の話を出されると、退屈で眠くなる。薬をやったら「いま・ここ」を感じてギンギンに冴えるけどな。

無ウ　こ、この場には、かかか紙ネン℃さんの悩みに近い人が集まってると思うんです。ひ、ひひ人の輪に入れないという悩みは、ぼ、ぼくたち少数派にとって典型的な悩みだと思います。

レンツ　こういう自助グループでは同じような傷を持っている者同士の連帯が可能になります。参加して経験値をあげることで、自分の悩みへの理解が深まり、周囲の人につらさを訴える仕方が巧みになるし、他の参加者から知識や反応を得ることができると言われています。

紙ネン℃　オレは経験値が低いから、あなたがたからもっと学べって言いたいわけ？

イグ　長年、私は苛立ってくるとよく食べて、体型が変わるのを恐れて吐いてきました。同級生の男子が私の体型について話しているのを聞いたときに気持ち悪くて、充分に痩せているのに、絶対に太るまい、醜い体にならないぞって思いました。醜形恐怖症があって、鏡を正視できない。美容院に行ったら、いろんな角度から自分の顔を見せられるから、とても苦痛。摂食障害はストレス対処が苦手で自己認識が弱い人に多いと言われていますから、自助グループに参加して、ほかの人の話を聞いて、同じように困っている人と自分を冷静に比較しようと思いました。

紙ネン℃　それで？

イグ　うまくいかないことを自分の心の弱さに結びつけて、落ちこむことがありました。でも持って生まれた特性と周囲の環境の不具合によっていまの状況がある、環境に恵まれているかどうかが決定的な意味を持つということを人から聞いて、救われました。紙ネン℃さんも、苦しさを自分のせいにして余計に苦しくなっているところはありませんか。だとしたら、自分を責めなくて良いと思います。悪いのは環境です。

紙ネン℃　ふうん……。

レンツ　夏休みにアルバイトをしたコミュニティホームで、二〇代から四〇代まで一五年以上、ほとんど病院で過ごしたという女性に出会いました。絶望だらけの日々だったそうだけど、信頼できる福祉の援助職の人たちに出会えたことと、その人たちから助言されて、自助グループに参加するようになって、世界が変わったと言ってました。

紙ネン℃　……。

イグ　貧乏ゆすりが止まったのは、真剣に聞いてくれる態勢に入ったということでしょうか。

紙ネン℃　貧乏ゆすりはＡＤＨＤの多動のせいだ。やってるからって、おろそかに聞いてるわけじゃない。

無ウ　ぼくはた、対話をすると、ぼぼぼぼぼくの吃りにみんなが心のなかで、ひひひそかにだとしても、うんざりすることにき、傷ついてきた。泣きながら、すす好きな焼きそばパンをむさぼったものです。ぼぼぼボクはよくモテそうって言われるんですけれど、吃っていることと、そそそれ以上にそれで自分に自信が持てないから、かか彼女いない歴は年齢とイコールなんです。
レンツ　ええっ。
唯　そうなんですね！
紙ネン℃　俺なんてあんたよりずっと年上だけど、パートナーがいたことなんか一度もないね。話をすると話しすぎと言われ、黙るともっとしゃべれと言われ、なんでオレばっかり非難される。リサイクル専用のゴミ箱に燃えるゴミが捨てられてあったから、「誰がこんなことをした？」と大きな声で叫んだら、オレのほうが異常者扱いだ。間違っているのはどっちの側だ？
レンツ　ぼくにも発達障害があるからわかる部分もありますけど、薬は飲んでるんですか。
紙ネン℃　病院でくれるやつは、どれも効かないんだよ。悪い仲間から効く薬を買って使ってたら、刑務所に行くことになったし。
無ウ　さ、さっきイグさんも言っていたけれど、世の中はあまり少数派のことを考えてせせせ設計されていないから、トラブルが起こるのはそのデザインのせいで、障害者や病人のせいではないと考えることができます。イギリスのしし身体障害者解放運動から生まれて、世界に広まったしゃ社会モデルと言うんですけれども。
レンツ　その代表的な理論家のマイケル・オリヴァーという人が「障害は、障害者の機能的、身体的、心理的な限界によってではなく、社会が障害を作りだすバリアーや社会的制約を取り除けないことによって引き起こされる」と言っています（Oliver 1995: 129）。
唯　私も中学生のころは自分の正義感に駆られる傾向が強かったんですけど、「自分のなかの正義の味方マン」が頑張らないようにコントロールすると、生きやすくなりました。
紙ネン℃　説教を聞かせんなよ！
唯　すみません。自分の体験の紹介のつもりだったんです。
紙ネン℃　怒ったら自己嫌悪で余計に落ちこむだろうが。
イグ　怒りはときとして発散することも必要だと思うのですが、自己嫌悪を感じるようだと、抑えてみるのも良いかもしれません。アンガー・マネージメントというテクニックに、六秒だけ待つというものがあって、私は活用してます。六秒を超えると、衝動的な怒りは落ちつくんです。
無ウ　ぼくはよくかか数を数えたり、怒りに無関係なものに意識を集中させたり、自分を落ちつかせるせ専用の呪文をと、と唱えます。ここ心のなかでじ自分を実況中継したり、ひひゃ百から七ずつ引いていきます。自分が置かれた状況をここ心のなかで実況中継したり、一度撤退して頭を冷やしたりします（グラナダ 2021）。
レンツ　思うに、ほとんどの怒りは期待外れによって発生します。そのことに気づいて、怒りのコントロールをしやすくなりました。自分が不必要に期待しすぎていたんだということがわかると、怒りが霧散するようになりました。
紙ネン℃　怒りのトリガーが多すぎてどうしようもない。なんでもかんでも気になってムシャクシャする。
イグ　伝え方を一工夫すると良いかもしれない。怒ってるときって、実は困っているときですよね。ですからその困り感をわかってもらうために、「オレは〇〇の行動をするときに、〇〇の気持ちを感じていて、そしてオレが望んでいる目標は〇〇なんだ」と整理して伝えてみるんです（ポッターエフロン／ポッターエフロン 2016: 24）。

無ウ　アドラー心理学に、かか課題の分離というものがあります。何が自分の問題で、せ責任を負うべきか。何が他者の問題で、責任を負うひ、ひ、必要がないか。そそそそのことを見極めて、自分の課題に集中せ、せよということです（岸見／古賀 2013: 139-146）。

レンツ　古くは哲学者のエピクテトスも同じようなことを言っています。自分が力を及ぼせるものにだけ、力を及ぼそうと努力せよ、それ以外のものは放置するんです。そして、基本的に他者の言動には自分は何も力を及ぼせないと考えます（エピクテトス 2021: 360-361）。

無ウ　ＡＡでも受けいれられている考え方なんだよ。神学者ニーバーの祈り。「かかか神よ、か変えられないものを、せ静穏に受けいれる恩恵を、かか変えるべきものをか変える勇気を、そそそそしてそその両者を見分ける知恵を、与えてください」。

レンツ　カート・ヴォネガットの小説『スローターハウス５』に出てきました（Vonnegut 1991: 60）。

紙ネン℃　きみたちはねえ、あーあ、まったく。イギリスの福祉だ、アドラー心理学だ、大昔の哲学者だ、神学者だ、ヴォネなんとかの小説だと、青くさいねえ。大学生には寒気がする。

唯　たしかに私たちは未熟かもしれませんけれども……。

紙ネン℃　さっきのなんとかの祈りは、以前、福祉の支援者から聞いたことがある。はっきり言ってきらいだね。変えられなさそうなものを変えようと頑張った人たちも、たくさんいるだろう。オレたちの世界も、そういう人たちの恩恵をそれなりに受けているんじゃないか。

無ウ　ぼくたちのように、ぜ脆弱性がたたた高い人たちは、そそそういうところで頑張らなくても良いのではなないでしょしょうか。つつ強い人が、変えられないものを変えてくれれば良いと思うんでですす。

紙ネン℃　オレは何度も自殺しようとしてきたよ。おとといの夜も、九階建てのビルの屋上に行って、いま飛びおりるか、いつ飛びおりるか、と思いつめた。夕方の視界が暗くなっていく時間に、長いあいだ何十メートルも先の地面を見つめていた。

唯　紙ネン℃さんが決行せずに、きょうこの「当事者研究会」に来てくれて、うれしく思います。

レンツ　失敗して植物状態で生きのびる、というような可能性もありますから、自殺を試みるのはリスクが大きすぎると思います。

紙ネン℃　オレもその可能性が頭をよぎって、思いとどまったわけだ。でも、いまでも悩みは変わってはいない。生きる気力はまったく湧いてこない。

イグ　紙ネン℃さん、いま「まったくない」っておっしゃたけど、極端な言葉を使っていると、白黒思考になって、余計に生きづらくなるそうです。つらさが頂点に達したときでも、真っ黒じゃなくて、黒に限りなく近い灰色なんだと考えたりして、「濃淡」を意識すると、気持ちはやわらぐという話です（アブラモウィッツ 2014: 152-154）。

唯　こうやって話を聞いてもらって、真剣に応対してもらって、少しは悩みが小さくなった気はしませんか。

無ウ　依存症のじ、自助グループではよくききき「今日一日」といううききキャッチフレーズがつつ使われます。とりあえずき、き、きょうはぼくたちと話したから大丈夫というふうにはなりませんか。

紙ネン℃　こっちは、そんなに簡単に丸めこまれないんだねえ。

唯　でも私たちと話をすることで楽になるかもしれないと期待して、帰らずにいてくれてるんですよね。

紙ネン℃　……ひとつ聞いておきたい。オレが言ったことに対して、連携の取れた対応ができているが、慣れているのか？

唯　少なくともレンツさんと無ウさんはふだんから交流があります。イグさんは私たち三人に調子を合わせてくれてるんだと思います。

レンツ　夏休みまえ、唯ちゃんや無ウさんたちとNVC（非暴力コミュニケーション）という理論の勉強会を開きました。そのとき、NVCを開発したマーシャル・ローゼンバーグが「レッテル貼り、分析、ジャッジすることは、満たされていないニーズの悲劇的な表現だ」と言ったのを学んだんです（Sears 2010: 56）。ぼくはそのことを思いだして、紙ネン℃さんは「満たされていないニーズの悲劇的な表現」に苦しんでいる人、悲劇の主人公だと考えようとしました。

紙ネン℃　悲劇と来たか。哀れまれてたわけね。

唯　見くだすような「哀れむ」ではなくて、純粋に「心を痛める」ということです！

無ウ　ぼくはレンツくんが言ったその言葉は忘れていたけど、ぼくの思いも似ている。ぼくの人生には、ぼくなりのじじじ地獄があった。そしてかかか紙ネン℃さんにも紙ネン℃さんなりの地獄があったこ、ことは、とてもよく伝わってきました。そのことを考えると、どこまでも攻撃的にならずにた、対応できると思ったんです。

紙ネン℃　……。

イグ　きょう紙ネン℃さんは私たちと新たにつながったわけです。新しい人間関係は、その人のほかの人間関係にも作用して、人生が新陳代謝を起こす可能性があると思うんです。きょうの出会いが良い方向に進むことを願っています。

紙ネン℃　ここで仲間になったとは思わねえよ。でも……。

唯　でも！

紙ネン℃　あんたらが慌てて対応してくれてるのには「ざまあ見やがれ」って気持ち良かったかな。

レンツ　そんな言い方はないんじゃないですか。

無ウ　いや、レンツくん、いいんだ。ただ多少の気晴らしにはなった、得るものがあったって、ここことですよね。

紙ネン℃　そう言えなくもない。

唯　じゃあ、今後もまた来てくれますか。もっと話をすることで、楽になっていくことがあると思います。

紙ネン℃　来るわけねえだろ。

唯　……。

紙ネン℃　邪魔したな。もう帰らしてもらうわ。

♨さんと同様に、紙ネン℃さんも途中で退室。宙ぶらりんに終わった。私はがっかりしてうなだれた。

私が初めて司会を務めた当事者研究会は二連続で失敗。惨敗でござった。でも私は自分の役割をやりとげたんだ。そう思わないと悲しすぎる。

私の口から、深い溜め息が吐きだされた。私は会場に向かって言った。

「レンツさん、無ウさん、イグさん。援護射撃がありがたかったです。泣きそうになりました」

イグさんが言った。

「仲間だから当然です！」

最後の感想で無ウさんが言っていた。

無ウ　きき今日の当事者研究では厳しいきょ局面もあったけれど、お互いをそそ尊重しながら、良い会合になったと思うんです。とととと当事者研究でもオープンダイアローグでも、基本はたた他者を思うこと、他者のたた他者性を大切にすることです。共通の見解を一致して出せれば良いというものではありません。むしろひとりひとりがその人ならではのやり方で、そそ存在感を出しながら、苦しみを訴える当事者の声を聞くことが大事だと思います。唯ちゃんはきょうの会合がしし失敗だったと思っているかもしれないけれど、ぼくはそう思わない。参加者のひとりひとりが、自分が言うべきと思ったことを言って、しかもととと当事者にちゃんと寄りそっていたと思っています。

私は無ウさんの言葉に涙ぐんだ。胸が熱くなって、鼻水が垂れそうになった。まるで部屋の壁も天井もなくなって、青空が広がり、きれいな雲が私たちを取りまいて流れていくような感覚。

私は大きな声で言った。

「ありがとうでござる」

無ウさんはいつもどおりのきれいな微笑みを向けてくれた。なんだかルネッサンス時代に大理石で作られた美青年像のようだ。

私はみんなに向かって締めの挨拶を口にした。

「それでは皆さんも、きょうもありがとうございます。次回は……」

そんな私を遮るように部屋の扉が「バアン！」と開いて、ヤンヤンさんと☆乃さんが乱入してきた。

「遅れましてごめーん」

「ああー、もう終了の時刻じゃありませんか」

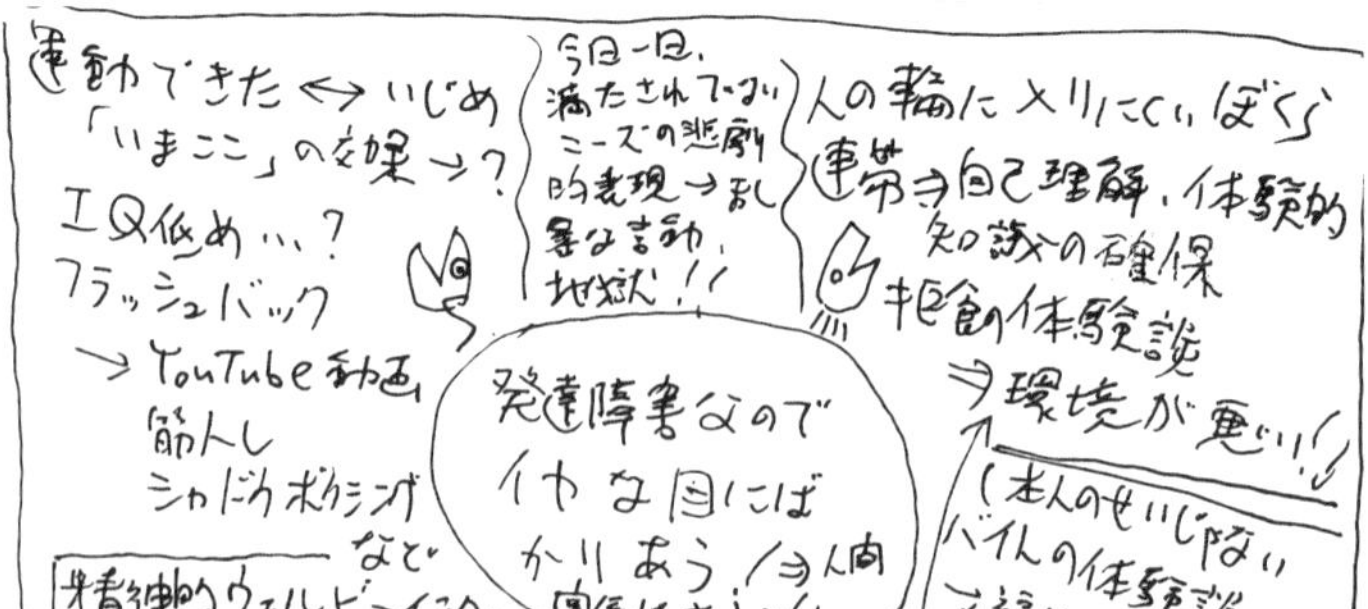

ホワイトボードより

私の声が裏がえった。

「おふたりともいまごろ!?」

私もレンツさんも無ウさんもイグさんも、ふたりの周りに集まる。聞いたところでは、どうやらきょうはふたりでデートしていて、その帰りにおみやげを持って、ここに寄ったらしい。そのおみやげをみんなで食べるようにヤンヤンさんが勧めてくれる。それが何かを知った私は叫ぶ。

「赤福ぞなもし！」

大好物の赤福。なんだか固まっていた心がほぐれていく。私がうれしそうにしているので、ヤンヤンさんも☆乃さんもうれしそう。急に元気になった私に、レンツさん、無ウさん、イグさんはポカンと口を半開きにしている。

赤福がとってもおいしかった。それに☆乃さんが着物姿で、いつもにも増して美しかった。ヤンヤンさんなんか、興奮して声がうわずっていたよ！

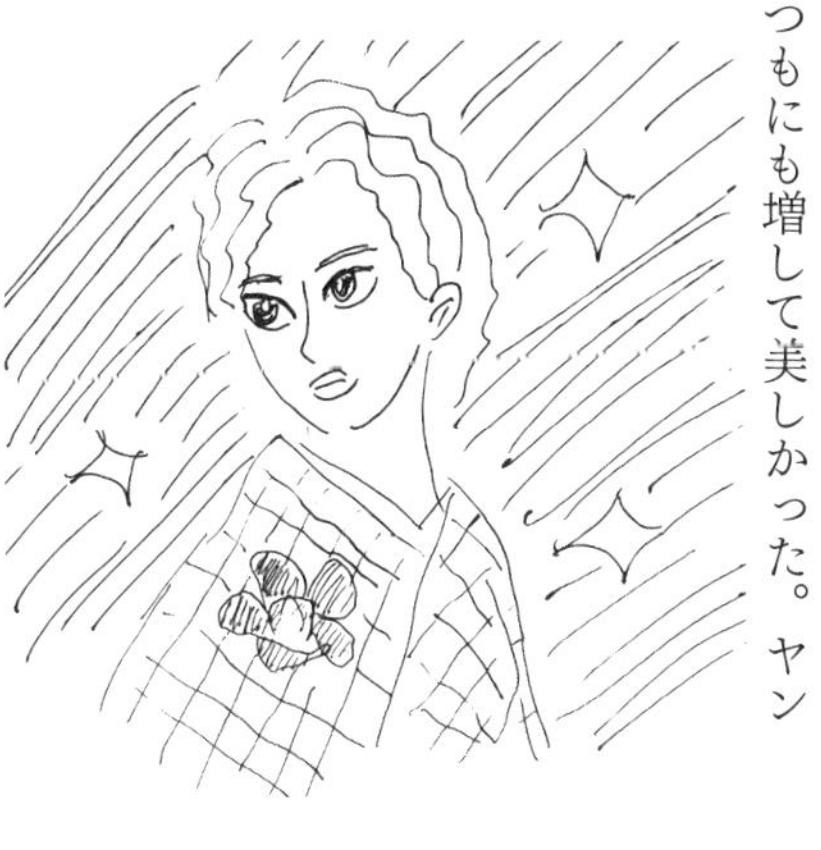

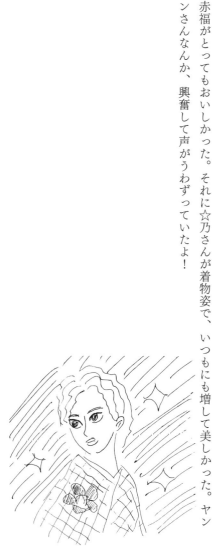

講義Ⅴ

現れの空間と対話

こんにちは、唯です。いよいよ今年度の講義も今回で終わりですね。
私は二〇代のなかばから終わりまで、スイスに留学していました。スイスの圧倒的な自然に囲まれて、ふと宇宙にあるすべてのものは唯一無二だと強く感じるようになったことを思いだします。
何であれ唯一。この事実を私たちは忘れがちではないでしょうか。忘れると、人や物や事を十把一絡げに扱ってしまいます。世の中の論者にもそういう人は多くいます。その人たちは、そんな考え方で「全地球ベルトコンベア化現象」に加担しているのです。「どれもこれもみんなおんなじ」と考えるのは悪です。

受講生E　先生、今日はノリノリかつ辛口ですね。

唯　ちょっと熱くなってしまったかもしれませんね。きょうで講義を締めくくらないといけないから。

受講生G　張りきってるんですね（笑）。

唯　はい。そこできょうは私の世界観、社会観、人間観の核のようなものについて話したいと思います。

ハイデガーと決断

私の考えでは、人間についてもっとも根本的に考えた思想家はマルティン・ハイデガーです。ハイデガーは主著の『存在と時間』で、人間を「現存在」と呼んでいます。彼はその現存在にとってもっともふさわしい出来事を「決断」に見ました。ハイデガーによると、決断とは「もっとも固有に負い目をもって存在することへと向けて、沈黙しながら不安に耐えて自己を投射する」ような「開示性」です（Heidegger 2001: 296-297）。

なんだか難しい言葉づかいですね。ハイデガーは語源にこだわる人で、議論には語呂合わせめいた要素が混ざってくることが多々あるのですけれど、「開示性」（Erschlossenheit）は“erschließen”（開示する）から派生した“erschlossen”（開示された）という形を、「決断」（Entschlossenheit）は“entschließen”（決断させる）から派生した“entschlossen”（決断させられた）という形を基礎にしています。“entschließen”は通常は“sich entschließen”（決断する）のように再帰代名詞と組みあわせて使用される、つまりは以前、講義した中動態の要素をもった動詞です。そこからハイデガーが「決断」という事態の性質に中動態を見ていたことが予想されてきます。

この予想を肯定するかのように、ハイデガーは「決断することで現存在はそのつどの事実に即した在りえようで、自分自身に露呈されている」と記しています（: 307）。ハイデガーの考えでは、決断とは、人間が決断へとさらわれている過程なのです。おそらく彼は何かを決断する際の高揚感に、能動的ではない性質を感じたのではないでしょうか。

ハイデガーが「決断」に「開示性」を見るのは、もちろん彼が単純な語呂合わせをしたかったからではありません。人は決断することで、人生の新たなステージに立つことになります。人生の新しい局面が開かれる、ということをハイデガーは考えていた。またハイデガーにとって、そのようなことが起こるには、先に引用したように「もっとも固有な負い目」が条件でした。自分が本来的なあり方をしていないという負い目を担い、もっとも固有であること、つまり唯一無二であることを自覚しなおしたいという願いが、決断によって果たされます。その決断は、「沈黙しながら不安に耐えて」、自己を未決の地平に向かって「投射する」、つまり見据えながら放りだすことで成しとげられます。ハイデガーのこの世界観では、決断することによって、人間は唯一無二の者としての煌めきを放つのです。

受講生F　なるほど、そんなふうにして先生の思想とハイデガーの思想がつながってくるんですね。

唯　ふふ。

受講生C　伝統的な哲学は言葉づかいが難しくて、なかなか大変そうです。

唯　はい。私も初めはちんぷんかんぷんでした。でも、もう少し我慢してね。

ハイデガーと明け透き

『存在と時間』を書いたあと、ハイデガーは人間と世界の関わり方を、かつての思想を裏返しにするように思索しはじめます。ハイデガーは、存在するものが存在していると自覚する場を「明け透き」と表現します。この「明け透き」について少し考えてみましょう。

「明け透き」(Lichtung) は森のなかの伐採地 (Lichtung) を意味するのですが、「光」(Licht) が差してくる (-ung) という語呂合わせがあります。森のなかの特別な場所と同時に、啓示の光がイメージされているのです。『存在と時間』では、「現存在は、世界のうちに在ることなのだから、それ自体の内部で明け透くものとされていて (gelichtet)」、「それみずからが明け透きなのだ」と語られました (: 133)。一九六九年に刊行された『思惟の事柄に向けて』では、「明け透き」は、「可能なものとしての輝かせることや示すことを付与する」ものと説明されます (Heidegger 1968: 71)。

私たちはふだん、存在しているものがまさに存在しているということに慣れきっているから、その意味で暗い森のなかをさまよっています。でも、その森のなかで先人が伐採した休憩地に出会うことがあります。哲学者たちのかつての思惟が、私たちに存在するものが存在することの驚異を知らしめるのです。それが、人間が存在に向かって開示される「明け透き」です。

ハイデガーは、第二次世界大戦後の一九四七年に刊行された『「人間主義」についての書簡』で、「存在の明け透きのなかに立つことを、私は人間のエクスターゼ的実存と呼ぶ」(Heidegger 2010: 15-16) と宣言しました。「エクスターゼ的実存」(Ek-sistenz) は、神秘的感応状態を意味する「エクスターゼ」(Ekstase) と「実存」(Existenz) をハイデガーが独自に合成した語で、「自分の外側に」(ex)「立つこと」(sistenz)、つまり「脱存」と呼びうる意味合いが与えられたものです。エクスターゼという形で実存するけれども、それは何かに酩酊して我を失うということではなくて、自分を超脱するという仕方で、存在するものが存在するという事実の迫撃に向かいあうことを意味しているのです。

受講生F　何だかオカルトっぽいですね。

唯　「オカルト」はいまではちょっと通俗的な表現かもしれません。伝統的な表現では「神秘主義的」と言います。

受講生D　「エクスターゼ」って本当にあるんでしょうか。

唯　学問的には「フロー」とか「ゾーン」とか言われてるものです（チクセントミハイ 2000: 66; 茂木 2016）。いわゆる「ランナーズ・ハイ」とか無我夢中になってスマホのゲームにのめりこんでいるとき、私たちは「エクスターゼ」しています。

ハイデガーの他者論

「エクスターゼ」のことは、ハイデガーが自己超越の問題に関心を寄せていたことを意味しています。では、ハイデガーは「自己」ではなく「他者」の問題をどのように考えていたのか、ということが気になります。『存在と時間』で彼は、自己が特定の「世界」に収まっているのと同じような構造を他者も持っていると考えました。彼は「世界内存在と同じく根源的な現存在の構造」を「共現存在」に見ます（Heidegger 2001: 114）。個々の人間は、それぞれ自分の独自の世界に収まっているとしても、そのような人間は単体としてではなく多数の者として存在し、その意味で人間は他の人間と「共に在る」し、他者は「共現存在」として現れてくるのです。ハイデガーは「現存在の世界は共世界だ」、「内存在は他者との共存在だ」、「他者たちが内世界的にそれ自体で存在することは、共現存在だ」と書きました（：118）。

私たちは日常的に他者の利益になるように、またときには他者に対抗するように生きています。そのような「心配り」をハイデガーは「顧慮」と呼びます。「気を回す、対立する、関わりあわないようにする、擦れちがいが起こる、気にしあわないようにすることが、顧慮の在りようだ」（：121）。顧慮には両極があるとハイデガーは考えます。「他者から「心配り」をいわば取りさってしまう、対処することで相手のために負担を引きうけてやる」顧慮で、「このような顧慮で、他者は依存的になったり支配されてしまったりする」（：122）。他方で、「他者の負担をそうして引きうけてやるのではなくて、在りうる実存的な仕方で、相手の先に立つ」ことで、「他者の実存に関わり」、「自分が心配のなかにあると見通しえて、その心配に対して自由になることを助ける」顧慮があるというのです（：122）。

ハイデガーの他者論には、どこか無機質な印象があります。ハイデガーの無機質な他者論は、「みんな」（das Man、「ひと」とも訳せる：126）という概念に明瞭に現れています。「みんな」は、現存在が共現存在だという構造から生まれてきます。ハイデガーは、「現存在は日常的に共に互いに在るという仕方で、他者に掌握されている。現存在はそれ自体で在るのではなく、他者たちが現存在から在ることを奪ってしまっている」（：126）と、告発調で記しました。「みんなは特定の者ではなく、総和ではないとしても全体であり、日常性の在りように指図してくる。私たちが「大多数」から距離を置くときも、みんながそうするようにしているのだ。私たちが立腹しなら何かを見るとき、みんなが立腹するようにして、その何かを見ている」(: 127)。論述内容からも、「みんな」の「独裁」といった表現 (: 126) からも、ハイデガー自身の「みんな」に対する不満が透けています。「私たちはみんなが楽しむように楽しんで、満足する。私たちはみんなが見たり判断したりする仕方で、文学や芸術を読んだり、見たり、判断したりする」(: 126-127)。

受講生D　ハイデガーは友だちが少なかったのでしょうね。

唯　それは否定できませんね。ハイデガーの思想は「実存主義」に含まれることがあるけど、実存主義はそもそも孤独な人向けの哲学と言えます。友だちと仲よくやっていける人は実存主義者になりません。

受講生H　先生も友だちが少ないですか。

唯　どうかしら。ハイデガーほどでないと思うけど。

受講生B　ハイデガーは他者との対話についてはどう考えていたんですか。

唯　真摯な対話そのものは重視していました。でも私たちの日常的な会話は『存在と時間』で〈Gerede〉と呼ばれています。「無駄話」や「忌々しい雑談」というようなニュアンスを感じさせる言葉です。ハイデガーは否定的な意味を込めていないというのですが (: 167)、それは嘘じゃないかなと思います。

ハイデガーの戦前、戦中、戦後

さて『存在と時間』で、他者は決断の局面で決定的な意味を持つとされました。なぜなら人は他者と集合して運命的な「民族」になると思索されるからです。彼らしい晦渋《かいじゅう》な文章ですが、引用してみますね。つらいかもしれないけれど、もう少しだけ我慢してください。

現存在が先駆しながら死をみずからのうちで強力なものにさせるとき、現存在は、死に開かれて自由であること、有限な自由という固有の超絶的威力のなかにあることを埋解する。それは、そのつど選択されて「在る」こと、自分自身に委ねられているという無力を引きうけ、開示された状況の偶然の数々を透察する結果になる。だが運命を宿す現存在は、世界の内に在ることとして、本質的に他者とともに共に在るという仕方で実存し、現存在が歴史的に生起するとき、それは他者と共に歴史的に生起することであり、運命として規定される。この運命という語で、私たちは共同体の歴史的な生起、民族の歴史的な生起を表現している（：384）。

彼は何を言いたいのでしょう。人間は自分のいつかの死を先取りして強く思うとき、人間とは死によって限界づけられた有限な自由のなかで生きる者だという圧倒的な感情を覚えるというのです。そのつど自分が自分として存在していると考えるし、無力でちっぽけな者であって、偶然だらけの世界に生きていると感じます。でも私たちは運命を生きている者でもあります。私たちひとりひとりは個々の世界に生きていて、しかもそんなひとりひとりが他者同士として共存しています。そのことを知り、そしてそのように知っている人間が多数いたら、それは運命ということになり、本来的な共同体が立ちあがる。それが民族だ。彼はそのように言うのです。

ハイデガーの思想がどれほど独自だとしても、その「民族」への過剰な思い入れからは、時代精神を読みとるのが自然です。第二次世界大戦以前から、ドイツには「保守革命」や「ドイツ運動」と呼ばれた、ナチスに通じる面がありながらも、ナチスのオルタナティヴのようにも見なされた、でもおおむねナチスに回収された右翼勢力が存在しました(Mohler 2005: 3)。ハイデガーはその「保守革命」の潮流に、「哲学的極端主義」という形で棹差していました(Mehring 2019: 30)。ハイデガーは『存在と時間』で「みんな」について冷徹に分析していましたが、彼もまた、彼の属する人脈のなかで「みんな」に同調していたにすぎません。彼は、ナチスが政権を握った一九三三年に、ある書簡のなかで「現存在のうちに新たな地盤を探ること」を目指すこと、「歴史のなかのドイツ人の使命」を知ることを、合わせて祈念していますけれど(Heidegger 2000: 71)、その「ドイツ人の使命」を信じた彼はナチスに入党しました。戦時中は、ナチスの学問的な指導者になろうとさえしました。ナチス・ドイツが何をしてしまったかは多くの人が知るところですが、ハイデガーは戦後も反省を見せませんでした。戦後になってから彼は科学技術文明の批判者になるのですが、講演でこんなふうに語りました。

耕地はいまでは電動の食品産業で、本質的には、ガス室と絶滅収容所での死骸の製造と同じもの、国土の封鎖と兵糧攻めと同じもの、水素爆弾の製造と同じものだ（Heidegger 2005: 27）。

農業の電化は伝統を破壊するものだから、ナチスのユダヤ人絶滅政策と同じように暴力的だと告発しているのです。ナチス党員だった人が語る言葉として、ちょっとデリカシーに欠けすぎている気がします。

存在の思索者ハイデガーがナチズムに傾倒したことを不思議に思う人もいます。でも私には納得がいきます。ナチスは、あるいはヒトラーはハイデガーに向かって、単独の存在として圧倒的に煌めく「明け透き」を出現させることができたのでしょう。それにハイデガーは幻惑されました。そして、その煌めきが目立ってはいても一個の煌めきでしかなく、ほかの数百万、数千万の煌めきを奪ってしまうものだ、ということにはハイデガーは眼を瞑ってしまった。優れた思考力を持つ人でも、さまざまな欠点を持っていることの証左です。

受講生A　気持ちがどんよりしました。

唯　ハイデガーについて語ると光と闇が強烈だなと、自分でもいつも思います。

受講生F　どうして唯先生はハイデガーが好きなんですか。

唯　それは先にも述べたように、人間についてもっとも根本的に思索した人だと考えているから。あとはちょっと数学っぽい関心かな。

受講生I　数学っぽい？

唯　数学は「まちがってはいるけど魅力的な解答」を重視するでしょう。私にとってハイデガーはそれ。いいところまでいってたんだけどな、と思ってしまう。

受講生H　残念な思想家ですね。

アーレントの現れの空間

さて、ここからは明るくなります。

ハイデガーの教え子で愛人、そしてユダヤ系のドイツ人でもあったハンナ・アーレントは、ハイデガーよりもはるかに他者を重視した思想を紡ぎました。ナチスを逃れてアメリカに亡命したあとに書いた『人間の条件』で、彼女は「すべての人間は唯一無二であり、そのため人間が誕生するたびに、唯一無二に新しいものが世界に持ちこまれる」と考えました（Arendt 1998: 178）。私としては唯一無二なのは人間に限らず、森羅万象すべてのひとつひとつがみんなそうではないかと思ってしまうのですけれど、ここは妥協して彼女の議論を認めましょう。彼女はその唯一無二なひとりひとりの人間がひとつの空間に共存することについて考え、書きます。

活動と言論は、その参加者にひとつの空間を創出する。その空間にふさわしい場所は、ほとんどいつでも、いかなる場所にも発見できる。この空間は、最広義で言う現れの空間だ。つまり、私が他者たちのまえに現れ、他者たちが私に向かって現れる空間で、そこで人間は単にほかの生物や無生物のようにしてではなく、人間の現れを形づくる（: 198-199）。

アーレントはハイデガーの哲学を出発点のひとつにしています。『人間の条件』は一八五八年に出版されましたが、その四年前に、アーレントはハイデガーに宛てた手紙で、彼の哲学がアメリカで熱烈に受容されていることを喜んで報告しています（Arendt / Heidegger 2002: 144）。ハイデガーはアーレントが自分の「明け透き」を誤解していると考え、本人当ての手紙で「明け透き」とは「たんに空間と時間の自由な開かれではなく、空間と時間を時空そのものに保証するもの、しかもそれにあたって、超時間的だったり脱空間的だったりは決してしない」（: 162）と、彼らしく秘教的な講釈をしていますけれど、アーレントは彼女なりに「明け透き」を継承したのだと私は思っています。

アーレントは、自身と他者とが出現しあう場所に、双方向的な「明け透き」（＝現れ、appearance）を見たのです。私がオープンダイアローグに見たものも、そのような――ハイデガー版のではなく――アーレント版の明け透きです。それは、対話する場にいる人たち全員の煌めき。ファシリテーターだけが爛々と輝くのではなく、精神科医やカウンセラーだけが煌めくのではなく。その場にいる人がみな光を放ち、悩みを話してくれた人も煌めきだすならば、オープンダイアローグは成功していると思うのです。

とは言っても、オープンダイアローグではある原則が必要だとも思っています。それは、クライアントが現に生きている世界を、そっくりそのまま、聞き手のみんなが受けとめる、抱擁するということです。それを妨げる雑念は、すべて放っておく必要があります。これは実は当事者研究でも同様です。ですから、当事者研究でもオープンダイアローグでも参加者全員が煌めく、しかし煌めくみんなが、クライアントによって生きられた世界の周りに集まって、それを大切にしているというようなイメージが適切だと思います。

受講生F　やはり先生はオカルトっぽい、いえ、神秘主義的なところが強いのですね。

唯　そう感じさせたのなら、私は家系的に躁鬱気質だからということが理由かもしれませんね。

受講生J　なかなか私には共感できません。一部の特殊な人たちの感じ方ではないでしょうか。

唯　あなたには大切にしたい人、大切にしたい思いなどはありませんか。

受講生J　ありますよ！

唯　では、そのことを煌めくものとして理解していると考えてください。私の表現はもしかすると大袈裟に聞こえるかもしれませんけれど、基本的には多くの人にも理解できることを話していると思います。

受講生E　少なくとも先生の考え方は印象的です。当事者研究やオープンダイアローグの話がこんなところにいくとは思っていませんでした。

唯　私は若いころから現代詩の突飛な表現が好きだったから、少しだけ意外な話し方をしているのかもしれませんね。

明け透きとしてのポリフォニー

オープンダイアローグで理論的な柱とされている、ミハイル・バフチンのポリフォニーに眼を転じましょう。私はそれを、この双方向的な「明け透き」が声の次元で起こっていることだと考えています。

バフチンは『ドストエフスキーの詩学』で、「声と意識の複数性、たっぷりと価値を持つ声による本物のポリフォニーが、まさしくドストエフスキーの小説の中心的特徴なのだ」(Бахтін 2002: 10) と述べました。バフチンの見解では、ドストエフスキーの小説では、主人公が作者の意見を体現することがなく、登場人物の多数の声が作品の主張を立ちあげています。その点で、ドストエフスキーは小説の歴史上の画期的な作者と位置づけられます。「テーマの提示は多数の異なった声、ひとつの原理的な、いわば打ち消すことができないポリフォニーと声の多様性によって成されることが、重要なのだ。ドストエフスキーにとって大切なのは、まさに声の配置と、その配置の協奏なのだ」(: 296)。

オープンダイアローグの理論家セイックラは、精神科の治療の現場で、このようなポリフォニーが発生するべきだと考えました。彼は述べます。

意見が食い違ったときに大事なことは、正しいか間違いか白黒はっきりさせることではなく、すべての声が受け入れられ、傾聴とやりとりが促されることです。これはなにも、あらゆる見方を受け入れるべき、という意味ではありません。もちろん同意しない自由もあります。安全な雰囲気のもと、異なった視点が表明されるところから、ポジティブな変化が生じてきます（斎藤 2015: 98）。

このポリフォニーに二種類あることについては、すでに前回説明しましたね。

改めて、あえてハイデガーな理由

受講生A　先生はハイデガーが人間というものをもっとも根本的に考察した思想家だと考えていると言っていましたよね。でも、その「存在」や「明け透き」に関する議論は、ハイデガーの保守性というか、反動性に絡めとられて失敗した。アーレントやバフチンに眼を転じることで、ハイデガーの思想が成功していたらこうだったかもしれない、という情景を展望することができる、ということでよろしいでしょうか。

唯　当事者研究とオープンダイアローグを理解する上で、人間とは何かということを考えることが有益だと思いました。その上で、ハイデガーの思想を参照するのが、私にはもっとも包括的と思えました。以前、フランクルの思想を当事者研究の源流として紹介しましたが、そのフランクルもハイデガーの強い影響下にありました。他方、ハイデガーの思想のうち、私が不当と判断した部分を切りおとすことも不可避でした。切りおとした先を、アーレントとバフチンの思想で補修したのです。

受講生H　結局、ハイデガーの魅力がいまひとつわかりません。

唯　ハイデガーの思想は、言葉づかいが独特だから、もしかするとものすごく難しいという印象を与えるかもしれません。でも論理が複雑な議論はそれほど多くありません。言葉づかいの独特さは、むしろ彼の詩人的な気質のせいです。個性的な「自分語」をちりばめながら、ものごとを考えた人です。

受講生H　そうなんですか。

唯　またハイデガーは「現存在」という言葉を使ったりするから「ぽかーん？」と思ってしまうのだけれど、実際には人間の「生」(Leben、英語のlife)について考えています。「生」とは、「生活」でも「生涯」でも「生命」でもあります。人間がこの世にいるということを、神秘的な生命現象として観察し、分析しているのです。前に講義で述べた当事者研究の「生命のリズム」。それとハイデガーの思想は親和性があります。

受講生A　でも基本的に悪人なんですよね。

唯　善悪の問題は簡単に決められませんけれど、「善人」ではなかったと思います。「大いに学ぶところがある悪人」と言えるかもしれませんね。

受講生D　ハイデガー、アーレント、バフチンを使って当事者研究とオープンダイアローグを考察するのは先生の独創なのでしょうか。

唯　國分功一郎さんと熊谷晋一郎さんは当事者研究を考察する上で、ハイデガーとアーレントに言及しています（國分／熊谷 2020：106-110；160-162；194-196；325-327；406-407）。セイックラさんにとっては、バフチンの思想はオープンダイアローグの基盤です（セイックラ／アーンキル 2016：110-113）。私の今回の講義の独創性と言えるものは、当事者研究とオープンダイアローグの人間観をハイデガー、アーレント、バフチンの思想によって基礎づけようとした点にあります。

受講生たち　先生、講義をありがとうございました。

唯　またいつか会えると良いですね。今年はこれでさようなら。

三月

オープンダイアローグ・アプローチ（三）

Q菜さんと相談して、三月の「舞」では新しいオープンダイアローグ・アプローチを試してみることになった。まず私が基礎設計を立案した。私はグアテマラから帰国したばかりの炊きたてさんにメッセージを送った。

「突然ですが、「舞」でお世話になっていた唯です。Q菜さんと新しいオープンダイアローグ・アプローチを開発することになったのですけれど、オープンダイアローグってどこまでアレンジして良いものか不安です。炊きたてさんは何かご存知でしょうか」

すると、炊きたてさんはこう返信してくれた。

「オープンダイアローグの開発者たちは、オープンダイアローグが「地域ごとのコンテクストに合わせなければ使えない」と明言していますよ。参考として彼らの本からの引用を貼りつけますね」

良き実践は、厳密にいえば、〝伝えられる〟ようなものではありません。それらは新たなコンテクストのなかで、そのつど、つくり出さなければなりません。アイディアに興味を持つだけでは不十分で、実践にかかわるすべての「関係性」を組み上げ、育んでいく必要があります。こうした「関係性」は、おのおののコンテクストごとに固有のものです。対話実践も例外ではありません。つまり対話実践もまた、多くの参加者によってもたらされた、新たなコンテクストにおいて創造されねばならないのです（セイックラ／アーンキル 2019: 275）。

私は炊きたてさんに返信した。

「ローカライゼーションが認められてるんですね！　安心しました」

炊きたてさんはさらに森川すいめいさんの本からも引用を送ってくれた。

日本では、自分たちの現場に合ったスタイルのオープンダイアローグをするべきですし、そのためにはどんな工夫ができるのか、考えることが必要です。それができれば、精神科病院だけでなく、学校や職場、行政、家庭など多様な場面で、オープンダイアローグは実現可能です（森川 2021: 178）。

自助グループで独自のオープンダイアローグめいた実践をやることにはなんの問題もないんだと安心できた。私はインターネットで調べて、森川さんのこんな解説も発見した。

他者を尊重する態度、聴き方、それがありさえすれば、別の言い方をすればどんなスタイルでもどんな技法を使ってもいいのだということでもあるようです。／オープンダイアローグの中で有名なものの一つＮＭ（Network Meeting）、またはＴＭ（Treatment Meeting）と呼ばれる輪になって話すスタイルは、オープンダイアローグの考え方を大事にしつつ会話をしていくための一つのツールのようなものと理解されます。／それは「ツール」ということなので、ツールであるならば、例えば別の形、例えば認知行動療法を対話的に行ってもいいし、いろいろな技というものを対話の中で行っていいということにもなります。むしろ必要だと感じられるのであればさまざまなことが統合されて活用されていく。このやり方がオープンダイアローグでありこのやり方はオープンダイアローグではないというようなものは、対話的である前提が崩されない限りは存在しない（森川 2020）。

勇気を得た私は、自分なりのオープンダイアローグ・アプローチを構想した。それはナラティヴ・セラピーとリフレクティング・プロセスをオープンダイアローグに融合させたものだった。私は大学の授業で習ったリフレクティング・プロセスに興味が湧いていた。これはデンマークのトム・アンデルセンが理論化した技法で、オープンダイアローグは実はこのメソッドを取りこんでいる。

調べてみると、つぎのような手順を取ることがわかった。

（一）面接者は、リフレクティング・チームから独立した形で家族と会話を行い、その会話（面接システム）をリフレクティング・チームが観察する（チームは一人から四、五人で構成され、面接者のみという場合もある）。

（二）都合のよい時点でリフレクティング・チームからいくつかのアイデアについて話す準備があることが伝えられる（面接システムは、それを聞きたいかどうか、それをいつ聞くか決めることができる）。

（三）リフレクティング・チームがその観察において生じたアイデアについて会話し、面接システムは、そのやりとりを観察する（面接システムにおける会話以外の文脈に属するようなことはリフレクトせず、またネガティヴな含意は与えない）。

（四）リフレクティング・チームによる会話をふまえて、面接システムが会話する。

（五）以上のプロセスを一回～数回反復する（ルールとして、つねに面接システムが最終的なコメントを行う）。

（矢原 2009: 65-66）

私はQ菜さんとオンラインでシミュレーションを重ね、会合の当日を迎えた。

三月になって、三寒四温。ゾッとするほど寒い日も、びっくりするくらい暖かい日もある。レンツさんと待ち合わせして、北野天満宮の骨董市に顔を出した。レンツさんは私への失恋からすっかり立ちなおってくれていて、昭和レトロなガラクタを興味津々に物色していた。私はデザインの良い創作茶碗をひとつ買った。灰褐色の地肌に、ウルトラマリンの釉薬《ゆうやく》が掛けられている。地元の海を連想させてくれるすてきな茶碗だ。

会場に着くと、炊きたてさんと刻一郎さんが話していた。私は叫んだ。

「炊きたてさん！　来てくださるんなら、このまえ教えてくれたら良かったのに！」

炊きたてさんは、アマゾンでの昆虫採集から帰ってきた少年のようにはにかんだ。

「日本人は恥ずかしがり屋なんです」

私は言った。

「じゃあきょうから元通り、炊きたてさんと刻一郎さんが引っぱってくれますか」

刻一郎さんが言った。

「いや、せっかくだからきょうは唯さんたちの新しい実践を見学させてもらうよ。楽しみにしています」

私はなんだか緊張してきたけれど、「がんばりすぎない程度にがんばります」と答えて、お辞儀した。

レンツさんは刻一郎さんに、グアテマラについてあれこれと質問を始めた。Q菜さんがやってきて、私やレンツさんと同じように驚いて、炊きたてさんや刻一郎さんと話しだした。ヤンヤンさん、美希さんが加わる。初参加は、一九歳で会食恐怖症のPIYOPIYOさんと三〇代で性依存症の皿血さん。

Q菜さんと打ち合わせをしたとおり、私が進行役を務めた。

唯　それでは今回のルール説明です。まず「苦労の当事者」をひとり選びます。それから、その人にとっての家族役を何人か選びます。これを当事者チームと呼びます。それから何人かが支援者、つまり医師や心理士の役を務めます。これを治療チームと呼びます。そして残りの人が観察者チームになります。三チームにわかれるんです。

炊きたて　作りこんできたねえ。
Q菜　唯はすごく勉強してました。
刻一郎　楽しみだ。
唯　まず当事者チームと治療チームが対話して、観察者チームはそれを見守ります。そのあと治療チームと観察者チームが対話して、当事者チームがそれを見守ります。最後に「苦労の当事者」が感想を述べます。
ヤンヤン　ふうむ。
美希　へえ。
唯　家族役や支援者は過剰な演技をしないようにしてください。むしろほとんど演技しないくらいのほうが良いと思います。そして「無知の姿勢」。当事者について安易にわかった気にならないように意識してください。全体をとおして、「アドバイスしない」ことと「ジャッジしない」ことを意識してください。「褒めること」もジャッジに含むと考えます。そして観察チームは、家族チームと治療チームが使っていた具体的な表現を繰りかえしながら、自分の考えを述べてください。
レンツ　むむむ。
炊きたて　すごく考えてるね。
PIYOPIYO　ちゃんとできるかな。
皿血　不安
唯　大丈夫、私がリードします。

私は「それでは人選です」と告げた。「苦労の当事者」は刻一郎さんが、家族役は炊きたてさん、ヤンヤンさん、Q菜さんが務めることになった。これが当事者チーム。支援者役は美希さん、レンツさん、私。これが治療チーム。PIYOPIYOさんと皿血さんが観察者チーム。

唯 では刻一郎さん、おねがいします。

刻一郎 私はカルト宗教の元二世信者です。家族はまだ全員信者です。精神科医やカウンセラーも宗教被害の問題を理解できている人は少なくて、相談できる人が少ないと感じます。「蕣」を炊きたてさんが立ちあげたとき、すぐに参加するようになって、だいぶ救われました。でも早くから運営側に回ったことで、自分の悩みを相談しづらい場にしてしまった面もあります。初めは気にせず自分の苦労について当事者研究をお願いしていたのですが、参加者のなかには運営側のぼくが悩み相談をすることに違和感を抱いたり、戸惑ったりする人もいて。来てくれる人たちの力になるのはうれしく、自尊感情も育まれたのですが、自分の苦労は放置してしまいがちになりました。その鬱屈が溜まりに溜まって、この数カ月、「蕣」には参加せずに自分を見つめなおしていました。

唯 相談できる人は見つかったでしょうか。

刻一郎 残念だけど、見つかっていません。

炊きたて 刻一郎くんには申し訳なかったと感じています。リーダーシップを取るのがじょうずだから、すっかり頼りきってしまって。追いつめてしまっていたことに気づきませんでした。

刻一郎　いえ、炊きたてさんに頼られるのは、それはそれで誇らしくて気持ちよかったんですよ！
Q菜　「刻ちゃん」はまじめすぎるからな。
刻一郎　それはきみも一緒だと思うけど。
ヤンヤン　私たちは「彜」でよく顔を合わせて、いつも対話をしてきたつもりだったのに、実は対話が不充分だったんだねえ。
唯　対話ってどこまでやっても満たされないところがありますね。
レンツ　……。
唯　すみません、私ばかりしゃべって。レンツさんや美希さんも発言してくださいね。
美希　刻一郎さんは何か特別なケアやセラピーを受けていますか。
刻一郎　トラウマインフォームドケアに関心があって、勉強しています。
レンツ　どういうものですか。
刻一郎　虐待や機能不全家族の問題に、トラウマを前提にして取りくむというアプローチだ。トラウマインフォームドケアではピアサポートが決定的に重要なもののひとつとされていることを知って（亀岡 2020: 166-167）、「彜」に関わってきたからこそ、不安の海に溺れなくて済んだのかなと思った。
美希　心的外傷は厄介で心的外傷後ストレス障害（PTSD）などを生みだしますが、心的外傷後成長（PTG）という考え方もあります。
レンツ　どういうもの？
美希　PTSDの苦しみが、マインドフルネスの実践などを通じて、精神的な成長に寄与して、対人関係や自己哲学の変化をもたらすというものです（菊池 2021: 69-70)。

レンツ　それは心の支えになりそうです。

唯　ご家族のみなさんは、刻一郎さんにどのようなことをしてあげられそうでしょうか。無理のない範囲で教えてほしいです。

炊きたて　刻一郎くんとはプライヴェートでも付き合いがあるから、今後は宗教問題のことについても腹を割って話し合いたいと思っています。

美希　Q菜さんやヤンヤンさんはどうですか。

Q菜　玲さんも交えて悩み相談に乗ってあげたいな。

ヤンヤン　素敵なサボテンをプレゼントします。

レンツ　ぼくは新しく勉強したことについて刻一郎さんと議論を交わそうと思う。それで元気になってくれるかもしれないから。

刻一郎　ありがとう。元気になるよ。ぼくの心は「雨、ときどき曇り、まれに晴れ」という感じだから、刺激が欲しい。

私は観察チームに声をかけた。

「ではおふたりが思ったことをしゃべってください。先ほども言ったように、発言されていた表現を反復するようにして、お願いします」

PIYOPIYO　刻一郎さんが「雨、ときどき曇り、まれに晴れ」と言っていたのが印象的でした。多くの人は「晴れ、ときどき曇り、まれに雨」ですよね。つらさがよく伝わってくると感じました。

皿血　私は「不安の海に溺れなくてすむ」という発言が心に刺さりました。トラウマのせいで、いつも溺れかけているということですよね。浮き輪になるものがあれば良いなと思いました。

唯　家族役の人たちの言ったことについてはどうでしょうか。

PIYOPIYO　炊きたてさんが「腹を割って」話したいと言っていたけれど、私は「腹を割って」話されるとストレスを感じてしんどいです。刻一郎さんがそうでないといいなと思いました。

皿血　ヤンヤンさんがサボテンをくれると言っていたけど、それはとてもありがたい気もするけど、私だったら気を遣ってしんどいかも。

PIYOPIYO　そうだよね。

唯　ほかにはなにか感想はありますか。

PIYOPIYO　私は対話することで自己肯定感があがります。雨が曇りに、曇りが晴れになります。刻一郎さんにとってもそうであると良いなと思いました。

皿血　私自身の話をしても良いでしょうか。

唯　少しだけでしたら、どうぞ。

皿血　私は五段階評価で「四」をもらっても「二」のように感じてしまうんです。「ゼロ百思考」に近いです。それでいつも自分は負け組だという意識があります。刻一郎さんは立派に見えるけど、私と同じで自尊心が低そうにも見えました。もし完璧主義な面があるのでしたら、五段階評価で

「四」でも「三」でも、いえ、「二」でも「一」でも満足できるようになるにはどうすれば良いかを考えると良いのかなと思いました。私自身にもできないことなのですが。

私は言った。
「さて刻一郎さん。感じたことを答えてください」

刻一郎　自分が言った言葉づかいをそのまま拾ってくれたことで、自分の人間性が最大限に尊重されていると感じました。対話が「晴れ」につながるというのは本当にそうだと思います。「葬」に通わなくなったのは逆効果だった。自分ひとりでもがいても、突破口は生まれなかったから。

唯　……。

刻一郎　炊きたてさんの「腹を割って」話したいという発言やヤンヤンさんのサボテンをくれるという発言は、正直に言うと、たしかに少しストレスを感じてしまう。自分からは言えないから、観察者チームのふたりが話題にしてくれてホッとしました。炊きたてさん、ヤンヤンさん、ごめんなさい。もちろん悪気はありません。ただ、いつも気を遣って生きてるから、いまよりも気を遣うのが苦しくて。

唯　……。

刻一郎　でも一方で思うんです。かつて信じていた教義のせいで、世間の価値観や人々に広く好かれているものごとに反発を感じる気持ちがあって、困ってる。信仰は捨てたのに、なかなか世の中を無垢に楽しめない感じがある。だから炊きたてさんと腹を割って話したり、ヤンヤンさんにサボテンをもらったりすることが、なんらかの突破口になるかもしれないとも思うんです。世俗にまみれるから。

唯　ちょっと予定と外れますが、炊きたてさんとヤンヤンさんに話を聞いてみたいのですが、よろしいでしょうか。

刻一郎　ぼく自身、それを期待しています。

炊きたて　刻一郎くんの気持ちがよくわかりました。「腹を割った」話は、ストレスが発生しないように注意しますね。

ヤンヤン　サボテンは小さい最低価格のものにして、遠慮をさせないように気をつけようと思いました。

唯　刻一郎さん、ほかに話したいことはありますか。

刻一郎　ゼロ百思考もたしかにあります。自分の人生はたくさんの犠牲を払ったという思いがあって、「負けた分を取りもどさなくてはならない」と思っていたことに気づきました。宗教二世だった時代が、いまから見ると五段階評価で「一」だから、たくさん「五」を集めないとって焦ってしまっていた。

唯　今回の対話を受けて、いま刻一郎さんはどのように考えていますか。

刻一郎　ぼくの人生は、結局はぼくを殺せなかったということだ。ぼくがとっくに自殺して、この世からいなくなっていたという可能性だってあった。でもいまのところ、ぼくは生きている。それだけで「じつは勝っていた」ということではないか。ぼくは「負けつづけてきた」のではなくて「勝ちつづけてきた」のではないか。

唯　勝ちつづけてきたという感覚について、さらに知りたいです。

刻一郎　それはもちろん他者との勝ち負けの話じゃない。いまでもカルト宗教の信者でいる人や、苦しくて自殺した人が負けた側で、ぼくが勝った側だとかいう話じゃない。そうではなくて、ぼくの人生はぼくを殺そうとしてきたのに、ぼくはその人生との戦いに勝ってきたということだ。

唯　そう思うとき、刻一郎さんはどんな気分がしますか。

刻一郎　自分のことが誇らしくなります。こんな気持ちは初めてだ。

私は「これで終わりです」と述べた。美希さんから手があがった。

「これはリフレクティング・プロセスだけでなく、特に最後の部分でナラティヴ・セラピーの要素も入っていますね」

私は答えた。

「ナラティヴ・セラピーのことは詳しくないですけれども、ソクラテス問答法を参考にしました。精神療法に使われていて、クライアントが語りたいことを具体化、明確化するために言葉を与えるための質問技法です（堀越 2014）」

レンツさんが言った。

「ソクラテスがやっていた思考の産婆術か！　そういうのも精神療法に入っているんですね」

炊きたてさんが手をあげて言った。

「たいへん意欲的な試みで感心しました。あくまでも当事者の声を大切にしようとする姿勢が明確で啓発的でした。やや活気に乏しいのが難点ですが。アドバイスに関して慎重を期したことは理解できます。しかし、当事者は仲間の知恵を求めて自助グループに来るという現実もあります。さっきの対話では、私は友だちが困っているときにかけるような言葉を自分にかけてあげるという「フレンドクエスチョン」（伊藤 2021: 120-121）の技法を刻一郎くんに提案したくてウズウズしました」

私は答えた。

「ありがとうございます。はい、私も今回のオープンダイアローグ・アプローチが完成したものとは考えていません。さまざまなアレンジをしてみる可能性があるかなと思ったんです。

このまえの夏休み、アルバイトしているコミュニティホームでオープンダイアローグ・アプローチをやって、そのときのルールで、きょうも参加してくれている美希さんが、「自分にとってOKなコミュニケーションで」、「ほかの人にとってもOKなコミュニケーションをめざす」と書かれた紙をルール説明に使用していました。あれは「アサーション」っていうことを知りました。本を読むと、「自分も相手も大切にする自己表現」って書かれていて（平木／金井 2016: 11）、すてきだなと思ったんです。

同じ本には「パーソンセンタード・アプローチ」が「一人ひとりを大切にするアプローチ」とも説明されていたのですけれど（: 93）、大学の先生に質問すると、パーソンセンタード・アプローチは古典的な手法ではあるものの、愛によるエンパワメント、当事者と支援者が「いま・ここ」のプロセスを重視すること、当事者と治療者が対等に成長するという理念を持っていて、オープンダイアローグと共通点が多いと教えてくれました（本山 2019: 29-31）。だから私は「自分もほかの人も大切にする」ことをオープンダイアローグ・アプローチの中心において、それにはどのようにすればいいのかを考えました」

ほかのみんなからも言葉が寄せられる。

「がんばったね」

「刺激を受けました」

「緊張したけど、おもしろかった」

「と、とても勉強になった」

「唯ちゃんのほうが先輩みたいだった」

私は自分の挑戦がひとまず成功したと感じて、ホッとした。

「感謝感激でおじゃる」

私はそう言ってみんなにお辞儀した。安心して体から余分な力が抜けていく。

私は着席して、水筒に入っている熱い抹茶をごきゅごきゅと飲んだ。

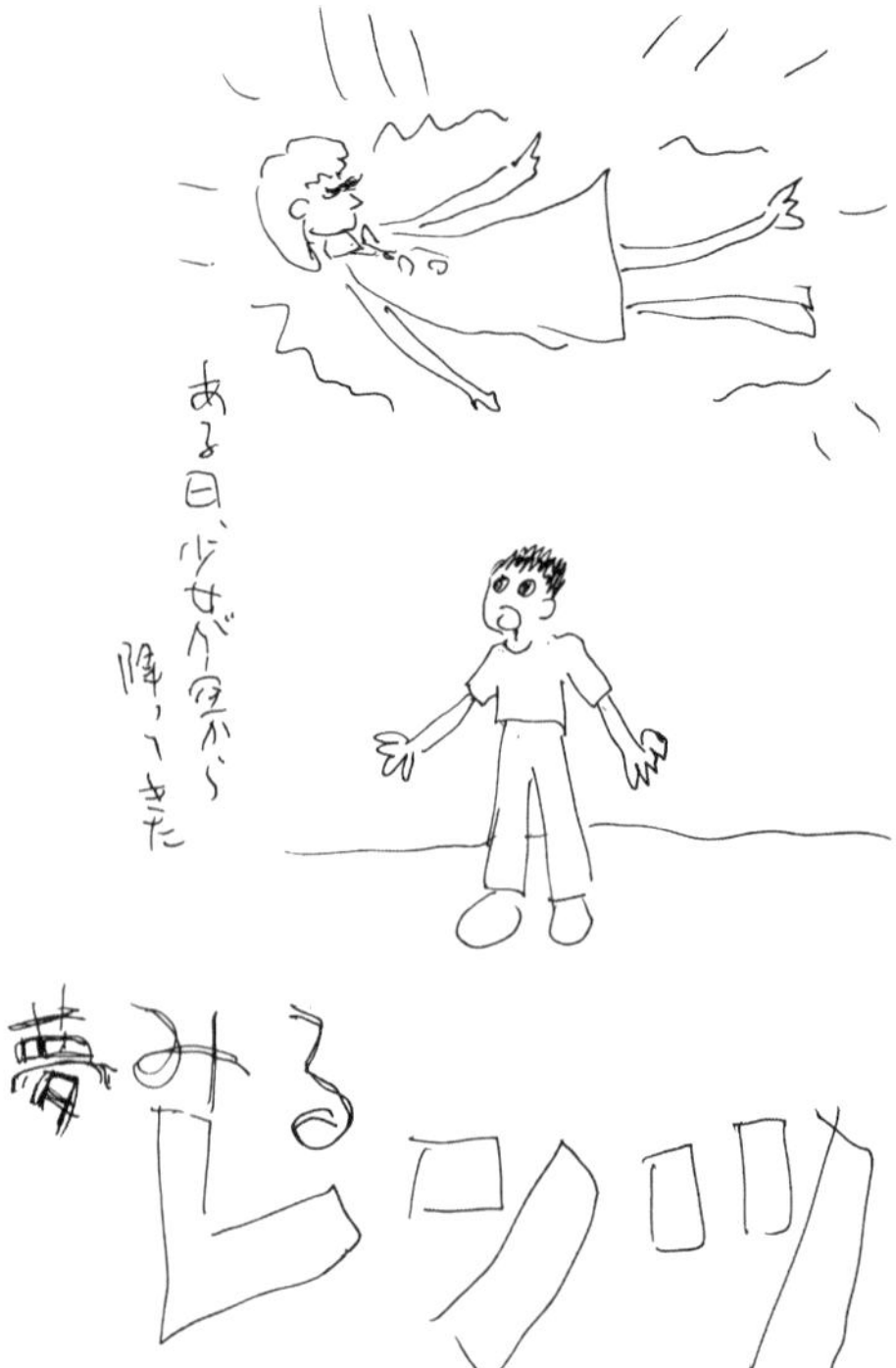

四月

エピローグ

四月になって、私は二回生になった。後輩たちがたくさんできた。女の子の同回生や上回生には必ずしも受けが良くなかった私だけれど、新入生の女の子たちには不思議と慕ってくれる子が多く、劣等感が薄らぐような感じがあった。私は特に仲良くなった子たちに、勇気を出して「えいやっ」と尋ねてみた。

「私のことが好きだとしたら、どういうところ？」

するとその子たちは笑いだしてキャアキャアキャア言っていたけど、ひとりが笑いをこらえて答えてくれた。

「唯先輩って、いつもまじめ全開で対応してくれるから、私たちのことを大切にしてくれている感じがします。あと、言葉づかいがちょっと変わってるときがあって、かわいいです」

私はいままで何人かから「唯はまじめすぎる」、「唯の言葉づかいはおかしい」って指摘されて、「だから唯のこと、苦手」と言われてきたことを思いだした。私は、私が部分的に同年代のほかの子よりもおとなびていること、そして、それなのに躁鬱気質のせいで「変わった子」扱いされることも多くて、全体として意味不明な人として誤解されたり敬遠されたりしやすいことに気づいた。でもそれは、ちょっとした環境の変化で消えてなくなるものなのだ。私を受けいれてくれる世界はすぐそこにあった。

「輪っか」では三回生になったレンツさんが部長を務めることになって、ふだんの活動に当事者研究とオープンダイアローグ・アプローチを取りいれてみようという話が持ちあがった。私はサークルの会議で、「とても楽しみですよ、ですよ、ですよ」と「ひとりエコー」で発言した。後輩の女の子たちが笑いころげたから、先輩たちがびっくりしていた。

さて、「蕣」のこと。炊きたてさんがリーダーとして、刻一郎さんがサブリーダーとして復帰するものと思ってたけど、運営はできるだけQ菜さんと私に任せていきたいらしい。炊きたてさんは「私たちはおじさんとして若者を見守っていきます」と言っていた。なんだそりゃ。

☆乃さんとヤンヤンさんは、プライヴェートで協力して実際に「いろんな植物をじゃんじゃんお裾分けする会」を始めた。きょうの会合でも小さい鉢をたくさん持ってきて、私たちにつぎつぎに渡してくれる。私はミニアロエの鉢を受けとって、代わりに同じくらいの値段のエアプランツのキセログラフィカを、ヤンヤンさんに贈ることにした。

春休み中に刻一郎さん、玲さんと私の三人で昼食を一緒にしたことがあった。刻一郎さんはうっすらヒゲを生やしていて、それがなんとも絶妙に似合っていなかった。

「なんでまた」

「似合ってないでしょ」

玲さんも苦笑いしている。尋ねると、職場では例外的な若さで管理職に抜擢されたため、威厳を出そうと背伸びをしているらしい。

「やめとけばいいのに」

本音が出てしまう。

「まったくねえ」

玲さんが相槌を打つ。刻一郎さんがお手洗いに行っているときに、玲さんは刻一郎さんがついにプロポーズしてくれたと教えてくれた。

「キャホー！」

「キャホー！」

私たちは言いあって、ハイタッチした。

イグさんはきょうは来ていないけれど、きっと元気にしているはず。次回は来てくれるとうれしい。「イグさんとまた特訓したいです！」とメッセージを打った。

今回の会合でうれしかったのは、前々回に来てくれて途中で退室した♨さんが、また参加してくれていたこと。「きょうはあの怖い人、来てないんですね、良かった」と言っていた。その「怖い人」、紙ネン℃さんは不参加だったけれど、今後はわからない。でも、私たちはきっと自分たちなりに受けとめてみせる。

曜日の都合がつかなくなって、「猫街」のアルバイトは三月いっぱいでやめた。その前後に驚いたのは7海さんのこと。ダンス系YouTuberとして配信を始めると、あっという間に数万人のフォロワーを獲得してしまったのだ。7海さんから美希さんへ、美希からレンツさんへ、レンツさんから私へというルートで情報が入ってきて、驚きがつぎつぎに伝染した。動画を見たけれど、何百万回も再生されていて、コメント欄でファンたちはすっごく熱狂していた。

さて。みなさん、いまちょっと不思議に思いませんでしたか。どうして美希さんからレンツさんに連絡が行くのでしょう？　レンツさん、きょう来ていないけれど、彼女ができたのです。彼には年上の女性が似合うんだろうなと思っていたのだけれど、なんといつのまにか美希さんと恋人同士になっていた。何がふたりを結びつけたのか、まったく想像がつきません。思えば「猫街」でレンツさんが美希さんにしつこく噛みついたことがあったけれど、あれは相手を気になる異性として意識していたからなんだなあ。ＡＳＤの人ってわかりにくいのに、わかりやすい。

そう言ってる私にも実は彼氏ができた。春休み中、会議用アプリで無ウさんと音楽の趣味についておしゃべりしていると、びっくりするくらいふたりの趣味が一致していることがわかったのだ。おすすめの曲をじゃんじゃん紹介しあっているうちに待ち合わせして遊びに出掛けるようになり、昨日とうとう告白された。

「唯ちゃん、負担でなかったら、つつつ付きあってください！」

「無ウさん、いえ賢太郎さんと並んでいると「あんなイケメンになんであんな女が」って見られてる気がしてつらいんですけど、そう感じたら「この人じつは全然モテないですよ、残念でした！」って心のなかで思ってやることにします」

「唯ちゃん！」

「賢太郎さん！」

私はこころのなかで大きく「おしまい」という字幕が出る様子を想像した。ハッピーエンドだ。いまという時間が永遠に続くといいのに。

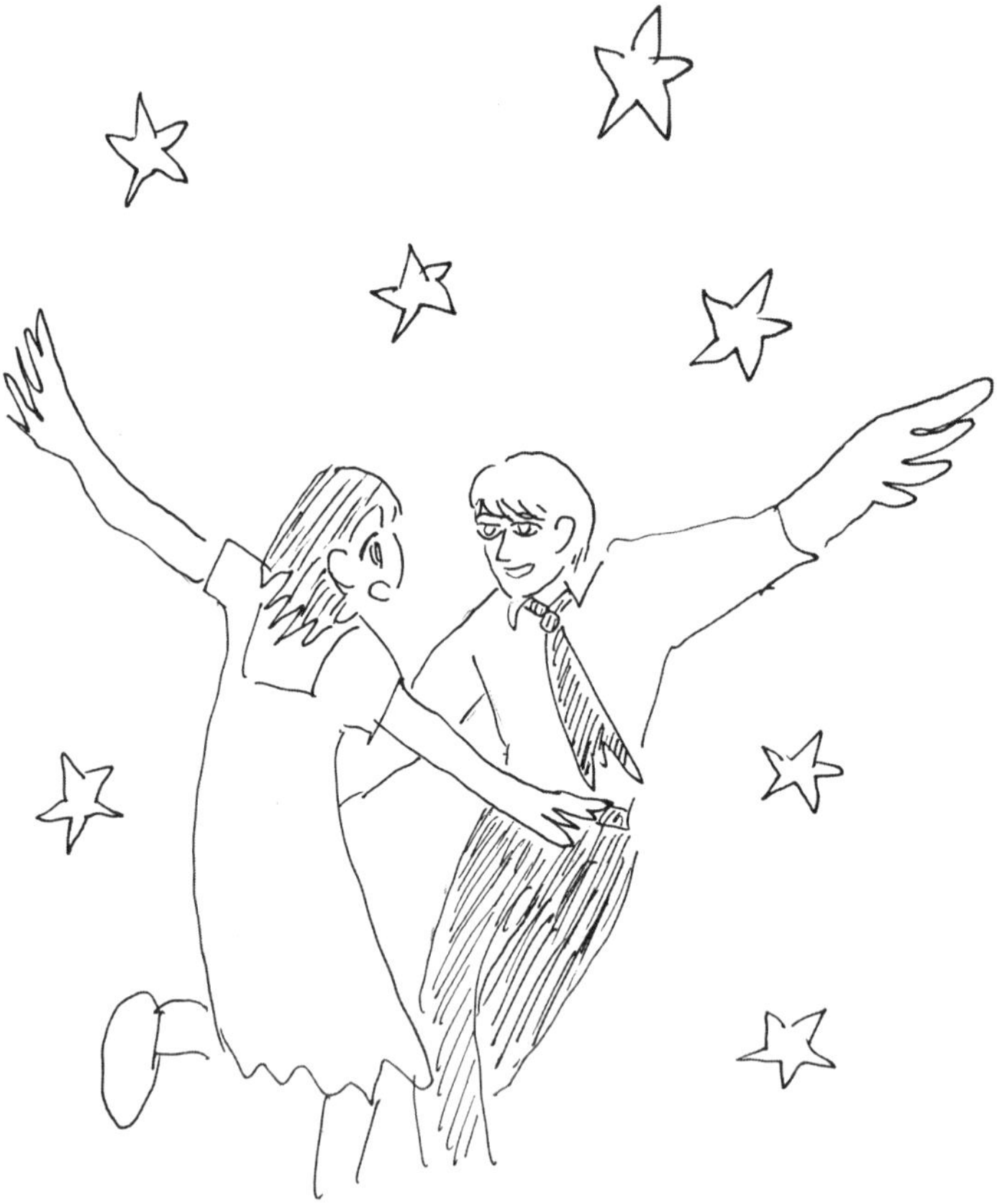

ふたり

—付録A—

唯の「ひらめきノート」より

付録Aでは、大学院生になった唯のアイデア集を紹介します。簡素な形式ですが、何らかの刺激を得てもらえるとうれしいです。

（一）オープン研究と当事者ダイアローグ

私ももう二七歳。なんとか来年には博士論文を完成させなくちゃならない。

そのためには、今年のうちに当事者研究とオープンダイアローグをふたとおりに総合した「オープン研究」と「当事者ダイアローグ」、それぞれの基礎的理論を構築することが必須になる。

当事者研究を生んだ浦河べてるの家は、一九八四年に設立された。オープンダイアローグが採用されているケロプダス病院では一九八四年に、患者さん抜きでその患者さんについて話さないことを決めて、この取り決めがオープンダイアローグの基礎になった（セイックラ／アーンキル 2016: 23-24）。オープンダイアローグは統合失調症の治療のために開発され、国際的な評判を得たのは二一世紀になってからだ。当事者研究が誕生したのは二〇〇一年で、初めて当事者研究をやったのは統合失調症を持った河崎寛さん（向谷地 2005: 3）。べてるの家は過疎の浦河町に、ケロプダス病院も西ラップランドの僻地にある。

当事者研究とオープンダイアローグには、このようにさまざまな類似点がある。でも、両者を総合しようという試みは、これまで現れたことがなかったようだ。そこで私が新規に「オープン研究」と「当事者ダイアローグ」を立案するのです！

オープン研究というのは患者さん、患者さんの家族や友だち、お医者さん、心理士さん、看護師さんたちが一堂に介して対等の立場で当事者研究会をやってみるというものだ。これによって、参加者各自の持つ専門的知識と体験的知識が高い次元で総合されることが期待される。すごいアイデアじゃない？でも実施するには、オープンダイアローグと同じような難点がある。病院は縦割りの組織になっていて、精神科のお医者さんやカウンセラーさんが患者さんやその家族と対等の立場で共同研究をするというのが簡単じゃなさそう。

実現させるために、そんな画期的な実験に協力して良いという専門家を広く募る必要がある。SNSなどで宣伝する、場合によっては知人の専門家に協力してもらうなど。効果の質と量が判然とするまでには、かなりの実践を経る必要があるはず。

もうひとつの当事者ダイアローグは、私たちが「爇」で取りくんでいたものをひと捻りする。当事者研究とオープンダイアローグ・アプローチの別の融合形。オープンダイアローグでは、専門家と非専門家が対等の立場から対話する。それに対して当事者ダイアローグでは、当事者ひとりひとりが、それぞれの当事者性を引きうけながら会話し、ポリフォニーをめざすのだ。専門家が参加することを阻むものではないけれど、参加するならばあくまでも何かの問題の当事者と自認してもらわなくちゃいけない。

オープン研究とは異なって、当事者ダイアローグの実践はかなり簡単だ。「爇」のようなプラットフォームを用意して、どんな問題の持ち主でも歓迎するとSNSや告知用ウェブサイトで募集するだけで

OK。ただし、ミーティングでポリフォニーを生みだすのは難しいはず。「和をもって尊しとなす」という伝統的価値観もあって、私たちはどうしてもハーモニー（それはモノフォニー！）をめざしてしまう傾向があるから。

まずは博論で理論的な考察だけやって、それが終わってから日本に戻って、当事者ダイアローグの実践を重ねてみよう。そうして理論と技術を深化させてゆく。で、当事者ダイアローグの探究がひと段落したら、オープン研究に着手する。

私、がんばれ！

（二）アドバイスを考える

オープンダイアローグから派生した「未来語りのダイアローグ」というものがある。状況が改善した一年後などの近未来を想定して、その時点から現在を振りかえる対話実践だ（セイックラ／アーンキル 2019: 53-54）。この実践では、ファシリテーターは「アドバイスしてはいけない!!」ことが求められる（: 134-135）。斎藤環さんは、オープンダイアローグでもこの原則が妥当すると考える。「正論で「ああしなさい」「こうしなさい」と言われると、それがたとえ正しくても人は抵抗感を感じます（心理的リアクタンス）。だから説得、議論、尋問、アドバイスはほぼタブーです。むしろ抵抗が強化されてしまいます」（長野 2021a）。当事者研究でも同様だと私は考える。

セイックラとアーンキルは、フランスの思想家ミシェル・フーコーのあらゆる関係性には権力構造が潜んでいるという見解を支持する（: 149）。対話でもそうだ。参加者がみんな対等になるオープンダイアローグは、その権力関係を抑制するものと言える。アドバイスは、その対等性を壊しかねない。アドバイスにはつねに、言説が上から下へ移動するという構造があって、横から横へのアドバイス、下から上へのアドバイスは難しい。

アドバイスの「心理的リアクタンス」を避けるために、「莽」では「提案」の形式が推奨されていた。また「自分の体験を紹介する」というかたちを取ることで、押し付けがましさを減らす工夫もあった。これらはアサーティヴ・コミュニケーション（アサーション）論で言う「アイ・メッセージ」ということでもある。アサーティヴ・コミュニケーションとは、自分にとっても相手にとっても好ましい意思疎通のこと。「アイ・メッセージ」は「ユー・メッセージ」の対概念。ユー・メッセージは「（そもそも）あなたは……」という形式を取る言明で、結果的に「相手を非難したり、レッテルを貼りつけたりする内容を含み、相手を遠ざけたり、怒らせたりする可能性がある」。それに対してアイ・メッセージは、「（少なくとも）私は……」という形式を取る言明で、「相手を不必要に防御させたり、怒らせたり、傷つけられたと感じさせずに、自分の気持ちを相手に伝える」ことができる（Sank / Shaffer 1984: 135）。

解決方法のひとつは「対自説得」（self persuasion）に持ちこむことだ。対自説得とは、クライアントが自分の選択は自分にとって利益を生むことを確認し、自分で自分を説得することを意味する（中村 2017）。薬物中毒に苦しんで公的支援を頼るかどうか悩んでいる人に、「そのほうが良いよ」と助言すると、心理的リアクタンスが発生する可能性がある。そこで、本人と対話することによって、「病院に行くほうがトクだな」と自発的に再確認できるように協力することで、心理的リアクタンスは発生しない。クライアントが公的支援を頼る可能性は高まる。

では、この対自説得に向かわせるにはどうするか。私は「傾聴」だと考える。傾聴はナラティヴ・アプローチの業界や自助グループ周辺でよく聞く言葉だけど、正しくは「積極的傾聴」(active listening)と言って、カール・ロジャースの用語。この積極的傾聴をつうじて、ロジャースは理想的なカウンセリングをめざした。理想的なカウンセリングでは、(一)セラピストが自分の内面の深部にも意識を向け、それをカウンセリングに援用する。(二)クライアントは、そのようなことができずに苦しんでいるため、セラピストによって救われる。(三)クライアントとセラピストが心理的につながっているという感覚がある。(四)セラピストはクライアントに対して無条件の関心を抱く。(五)セラピストはクライアントの内側から共感する。(六)セラピストによる内側からの共感と無条件の関心は、相手のクライアントに伝えられている(納富 2021: 217-250)。傾聴することで、当事者の心はセラピストと同様に意識の内奥と表面的コミュニケーションが一致するようになって、対自説得が立ちあがると私は考える。

とはいえ、自助グループで聞き手になるのはプロの支援者、セラピストではない。聴く側も当事者だから、意識の内奥と表面的コミュニケーションが分裂して苦しんでいるのが普通だ。そこで、私たちが採用できる手段は「共感をともなった沈黙」だ。話し手を受けとめていることが伝わるような態度を示しながら、沈黙をもって受容する。相手の気持ちを逆撫でしないために、「無知の姿勢」をつらぬく。そうして、自助グループはピアサポート、つまり当事者仲間による支援を成功させられる。

(三)地球税

かつて坂本治也さんは、日本人の自助、共助、公助の考え方の傾向に関する論文を発表した。国際社会調査プログラム（ISSP：International Social Survey Programme）が三五カ国を対象に実施した「政府の役割」に関する調査によると、日本では失業した場合でも生活保障は公助の対象にすべきではないと考える人の割合が他国よりも高くて、失業者は自己責任によって自助努力でなんとかすべきと考える人が相対的に多いことがわかるという。またイギリスのチャリティ支援基金（Charities Aid Foundation）によると、調査対象となった一四四カ国のうちで、「共助」に関する日本人の意識の高さは一二八位と、先進国としては最底辺に位置する。ここから、日本人は以前から公助や共助に期待せず、自助を重んじる傾向があることがわかる（坂本 2019: 98-99）。

公助が整っていたら、「薺」のような自助グループの役割はかなり減るだろう。公助が整っていないからこそ、自助グループが活動し、現状に一石を投じる役目を果たしている。日本という国は老いて、公助を充実させることができなくなったということだろうか。あるいは、政治家たちの怠慢だろうか。

私は自助グループを支持するけれど、政治家たちには公助を充実させよと訴えたい。立岩真也さんは『ALS——不動の身体と息する機械』で書いた。

「福祉国家」がすべてを包摂してしまうために、援助を必要としている場から人々が撤退してしまい、淋しい人が残ってしまうといったことが言われることがあるが、これは違う。まず第一に、私的な善意によって覆われるという体制のもとでそこからとり残される者はいる。少なくとも現実はずっとそうであってきた。第二に、広くて大きな単位、さしあたりの現実としては国家が費用の徴収と分配を担当することは人と人の間の疎隔を意味しない。税の徴収と分配の範囲が広いことと、その税を生活費にあてて介助する人と介助を使う人との距離が近いこととは同時に生ずることができる（むしろその範囲が広い方が良いこと、国家を超えて広い方が良いことは立岩［2000a］で述べた）（立岩 2004: 411）。

参照が指示されている「立岩［2000a］」の文献を確認すると、「地球税（グローバル・タックス）」の可能性が言及されている（立岩 2000: 149）。立岩さんが依拠している広井良典さんの本では、ＥＵのモデルを参考にした「地球レベルでの社会保障」が提唱されている（広井 1999: 149-178）。二〇世紀末の議論ではあるけれど、この「地球税」は、いまなお考えてみる価値のあるテーマだと思う。

（四）体が気持ちよくなり、心も気持ちよくなる

古代ギリシアの哲学者アリスティッポスのことは、専門家のあいだでも話題にならない。アリスティッポスはソクラテスの弟子だったけれど、師とはかなり異なる思想を紡いだ人だ。西洋思想史では珍しく、肉体的な快楽をもっとも重視した。

アリスティッポスの著作は現存していないから、資料はディオゲネス・ラエルティオスの『ギリシア哲学者列伝』によっている。アリスティッポスは「現に在るものが生みだす悦楽を楽しみ、現にないものの快楽を追いもとめる苦労は取らなかった」と書かれている（Laertius 1972: 194-195）。単なる享楽主義

者ではなくて、「いま・ここ」に集中するマインドフルネスの要素があったと考えられる。未来や過去に囚われなかった人。

僭主ディオニュシオス一世が自分の三人の側室からひとり選んで妻にせよ、と命令したときには、ギリシア神話で青年パリスが、三人の女神からもっとも美しい者を選ぼうとして災いを呼んだことを引きあいに出したそう。それで三人とも連れていってしまって、でも門のところでみんな解放して自由にしてあげた。ストラトン（プラトンという説もあり）がアリスティッポスに「優雅な服をひるがえすこともボロ服で歩くこともどちらもできるなんて、きみだけに与えられた才能だよ」と言ったという（: 196-197）。これらの逸話は、アリスティッポスの率直な人柄を示していると思う。

気難しいディオゲネスは川で野菜を洗っていて、見かけたアリスティッポスに、こういう質素な食事で満足できるならば、おまえも僭主の宮廷でへつらう必要はないのにと皮肉を言った。アリスティッポスはそれに対して、きみは人々と円滑に交際する方法を知っていたら、野菜を洗わずに済んだのにね、と返答した。ここから、社交性が優れたことが推測される。娼婦の館に入って、同行した青年が恥ずかしがっているのに対して、「入ることが危険なわけじゃない。出てくることができないならば危険なんだ」と返した（Laertius 1972: 198-199）。賛否はあるだろうけれど、バランス感覚を重んじていたのだと思う。

アリスティッポスの弟子たちはキュレネ派といって、肉体的な快楽のほうが精神的な快楽よりも優れている、肉体的な苦痛のほうが精神的な苦痛よりも劣っていると考えていた（: 218-219）。この点で、キュレネ派はしばしば「快楽主義者」と訳されるエピクロス派と異なっている。エピクロス派にとって快楽とは、善行によって精神的な苦痛を排除し、心の平安──東洋風に言うと「明鏡止水」──を得ることだった（: 216-217）。これに対して、キュレネ派はわかりやすい肉体的快楽を重視した。

肉体の気持ちよさを心の気持ちよさより優先する立場は、人々の眉をひそめさせてきた。でも、たとえばケアの現場ではまず体の気持ちよさを実現することで、心の気持ちよさの準備が整うと考える。

アリスティッポスは哲学史上ほとんど評価されなかったけれど、古代ローマのアイリアノスは、アリスティッポスのことを「いま・ここ」に集中した潔い哲学者だったと述べていて、日本では田中美知太郎がこの評価に注目した（納富 2021: 429-430）。アリスティッポスの哲学は「これからの思想」かもしれない。

（五）ジャッジを考える

当事者研究やオープンダイアローグなど「ナラティヴ」によるケアやセラピーの実践に関心がある人たちのあいだでは、「ジャッジする」という言葉がよく使われる。この動詞には「裁定する」という中庸な意味よりも、「断罪する」と訳したほうが適切な語感、否定的なニュアンスが込められている。「なぜ私をジャッジするのですか」、「彼らはジャッジすることに関して鈍感だ」、「ここはジャッジされることがない安心安全の場です」などの表現で用いられる。一方的な断罪は、もちろん論外。でもジャッジの芽は誰にでもある。というのも、精密に考えるならば、人間は生きているあいだ、つねに小さなジャッジを重ねていると言えるからだ。この文章を呼んでいるあなたは、私がいま述べている意見をジャッジしているか、ジャッジしそうになっているのではないだろうか。この文章は読みにくい、とかこの文章は子どもっぽい印象がある、などとジャッジしないだろうか。それ以前に、この本を読もうと思ってくれたあなたは、この本をあらかじめジャッジしたと言えるのではないか。

なまの世界はどよんとした混沌だ。私たちは周囲のものを知覚して、世界を区分けしながら把握している。そうして、これは鮮魚だ、これはまな板だ、これは包丁だ、これは私の手だなどと連続的に判断しながら、刺身料理を作っていく。そこには小さなジャッジの積み重ねがある。そのような最小のジャッジをしなければ、一瞬も生きていくことはできない。そのような最小のジャッジが、自分にとって決定的な存在と言える周囲の人々に及ぶのは、ある意味では当たり前のことではないだろうか。

私たちは最小のジャッジに、もっと注意を向けてみるのが良いと思う。それがどのようなかたちで大きなジャッジに連絡していて、他者を切ってすてる役割を果たしているかを自己観察してみるのだ。そうすることで、人は「ジャッジする生命体」としての自分の本性に気づいて、自分の凶悪な刃が他者に振りおろされるのを阻止しやすくなるのではあるまいか。

ジャッジに関して思うことは、あとふたつある。

ひとつは対話のなかで褒めることも、ジャッジになっているということ。しかも、なぜ褒めるかというと、歓心を買いたいとか懐柔したいとかの意図があるはずだ。自分の活路を開くために、人の心を利用している。その際、相手のどこかしらを評価して、その人にジャッジをくだしている。褒められることで自己肯定感を高められたと感じるときもあると思う。でも究極的には、褒めることは悪手だ。褒めたいときは、「私は○○さんの○○に強い印象を受けた」などのアイ・メッセージにすることで、相手に対する支配力を弱めることができる。また誰かが人を褒めるときには、自分はその褒められている人を別の角度から褒めてみることで、その人を支配から解放できるかもしれない。多角的に褒めることで、ポリフォニーが発生するからだ。

もうひとつは右にも書いた、私たちはジャッジする本性を持っているということに関係がある。小さなジャッジが問題にならないとしても、相手が許容できないと感じる強度のジャッジは人間関係の深刻なもつれを生みだす。そのようなときに、「ジャッジした」当の人物を、複数の人が話題にして「ジャッジする」ことがよく発生する。そのジャッジを、思いとどまっても良いかもしれないということだ。

ローゼンバーグの「レッテル貼り、分析、ジャッジすることは、満たされていないニーズの悲劇的な表現だ」(Sears 2010: 56) という発言。他者にジャッジの斧を打ちおろす人は、おそらく追いつめられていて、悲劇的感情のなかでジャッジしている。ジャッジした人を「ジャッジした」とジャッジする人々は、ジャッジする相手を悪人として扱っている。でもその人はもしかして悪人ではなくて——悪人に見えたとしても！——、悲劇を生きている、つまり人生の地獄を生きている人かもしれない。その地獄を生きている人を、私たちがジャッジするのは悲劇の上乗せだ。どのようにすればその人が悲劇から解放されるのか、他者をジャッジするのをやめてくれるのかを考えてみることが大切だと思う。そのためにも、私たちには「ナラティヴ」という夢の道具がある。

（六）シアン組織

二〇一〇年代、フレデリック・ラルーは経営組織の形態を赤、琥珀、橙、緑、青緑の五種類に分類して話題になった（ラルー 2018）。赤のレッド組織はひとりのボスが圧倒的な力で全体を支配する。オオカミの群れをイメージさせる。琥珀のアンバー組織は厳格な階級制度によって編成されている。軍隊をイメージさせる。橙のオレンジ組織は、明確な上下関係は存在するけれど、革新を可能にする科学的運営の組織。機械をイメージさせる。緑のグリーン組織は権限がさまざまなメンバーに委譲され、多様性が尊重されたエンパワメントの組織。家族をイメージさせる。青緑のティール組織では、メンバーが信頼によって結びつき、それぞれが自律的に組織を修正できる。生命体をイメージさせる。

私はこの六種類の組織のさらに先の進化として、水色のシアン組織を提唱する。ティール組織では「人間性を仕事に呼び込む」ことが重視されている。たとえば職場にペットや自分の小さな子どもを連れてくることがそうだ（: 242-244）。シアン組織は、この人間性の側面をさらに進展させる。人間らしさによって結びついているメンバーがクライアントの細心のケアをするようにして仕事に向きあう組織。この組織はひとりの人間を連想させる。

シアン組織は、認知症ケアの思想でも技法でもある「ユマニチュード」から学ぶ。「ユマニチュード」はフランス語で「人間らしさ」を意味する造語（本田ほか 2014: 5）。見ること、話すこと、触れること、立つことが四本の柱となっている。患者に触れるときは飛行機が着陸するようなイメージ、手を離すときは離陸するようなイメージを作ることで相手の皮膚の緊張が解ける、患者を抱きしめるときは指を開いて手のひら全体で背中に触れることで、否定的な感じを与えなくする、などの具体的な技法が多数ある（: 73）。それらを新人研修の段階で学ぶことで、シアン組織のメンバーは、対人関係を再考することができる。特に医療、福祉、教育などの施設で、このシアン組織が採用されてほしい。

人間らしく働くという理想に対して、「時間がない」という否定的な意見が出ることも予想される。

そのような反論に対しては、イヴ・ジネストの答えを示したい。「時間を捻出することは、万国共通の永遠の課題です。もし勤務しているスタッフが一人しかいなければ「人手不足でユマニチュードは実践できません」と言われてしまうでしょう。二人配置されているところに行っても、答えは同じです。三人いたとしても「わたしたちにそんな時間があると思いますか？」と。しかし誰しも忙しいのです。だからこう考えるべきではないでしょうか。時間がないことが問題なのではなく、その時間内にどんな行為を〝選択〟しているかが問題なのだと」。シアン組織では、人間らしさを最優先で選択する。

（七）当事者創作と当事者批評

博論から逃避したくて、あれこれ頭によぎるアイデアがある。ノートに書いて頭の整理をしておこう。まず当事者研究をヒントとして、「当事者創作」を創案できると気がついた！　当事者研究って、当事者が自分の苦労の仕組みを仲間と研究するもの。これに対して当事者創作は、当事者研究を創作のかたちでやってみる。創作を通じて自分の苦労と向きあい、仲間の助言も経て作品化するのだ。

そんなことを考えているうちに、「当事者批評」というものを知った。病気、障害、生きづらさを抱えた当事者が、文学、芸術、文化、社会、政治などに当事者ならではの眼差しを向けて考察する。もともとは横道誠さんの『みんな水の中』を斎藤環さんが評したときに用いた表現らしい（斎藤 2021）。

私の一族は躁鬱の気質があって、まだ発症していないけれど私は変なノリになることがあるから、賢太郎さんたちをハラハラさせてきた。学部を卒業したあと、勇気を出して精神科に相談に行ってみると、お医者さんから「気分循環症の傾向があるかもしれない」との指摘。「気分循環症？」って思ったけど、調べてみると、持続的に気分が安定しないで、軽い抑鬱と軽躁の期間を交互に繰りかえす病気のことらしい。簡単に言うと、双極性障害の姉妹病。双極性障害の診断にいたるほど明確に鬱と躁が交互発生しないときに診断されるみたいだ。だから私は「未来の双極性障害者」または「潜在的躁鬱病者」として、当事者創作と当事者批評をやってみることができるんじゃないかなと思った。

私の趣味は、かわいいガラクタ小物を集めること。心の琴線に響いたものを少しずつ買っていく。集めているうちに、これらの子たちは自分の鬱っぽい気分と躁っぽい気分を反映しているのではないかと考えるようになった。それらの小物を使って、当事者創作と当事者批評をやってみよう。

＊

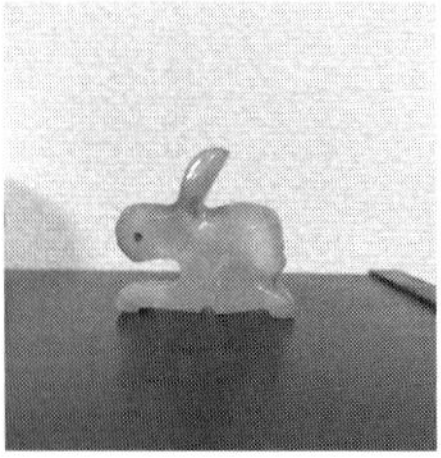

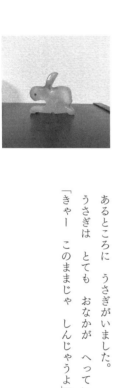

あるところに　うさぎがいました。
うさぎは　とても　おなかが　へっていました。
「きゃー　このままじゃ　しんじゃうよ」

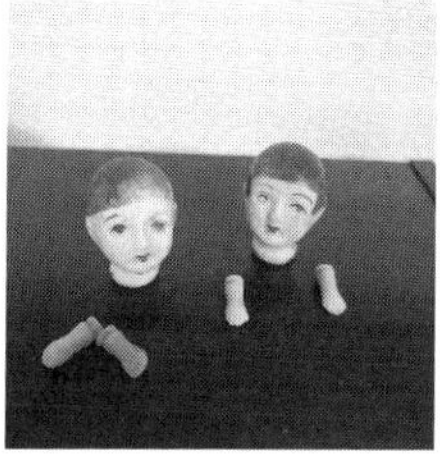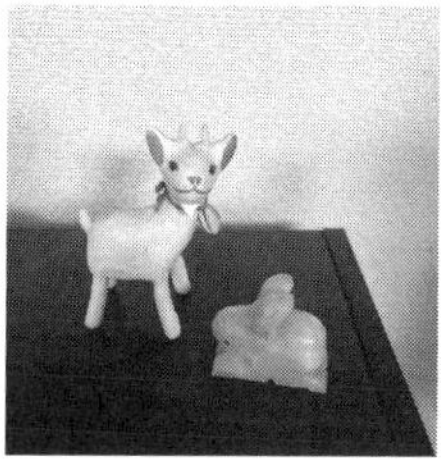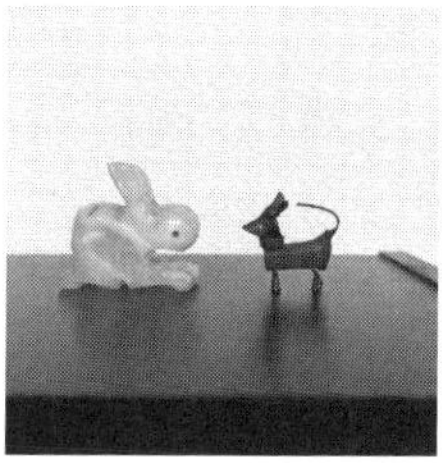

うさぎは　こじかに　たずねました。
「はいほー　たべものを　わけてくれない？」
こじかは　こたえました。
「とととととんでもない！　ぼくにも
ほとんど　のこっていないんだよ」

うさぎは　こやぎに　たずねました。
「たべものを　わけてくれない？」
こやぎは　こたえました。
「とととととんでもない！　わたしにも
ほとんど　のこっていないのよ」

こどもたちの　なまくび　にたずねても　だめでした。
「ガタガタブルブル。ぼくたちが　うえじにしちゃう」

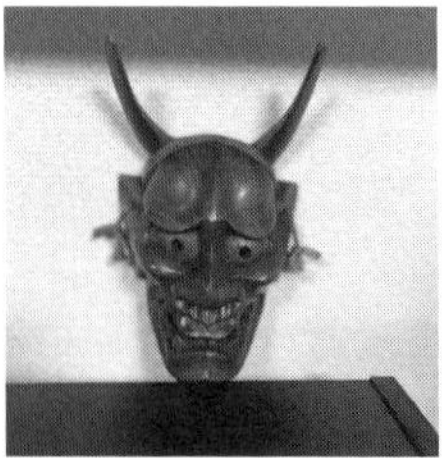 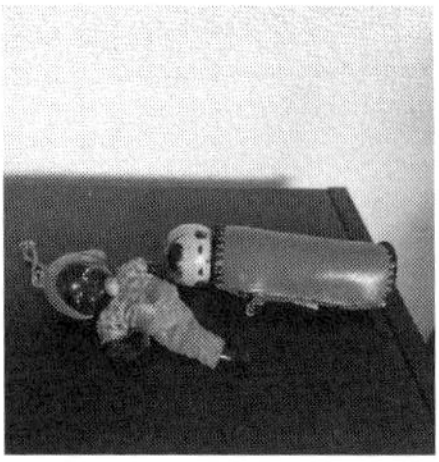 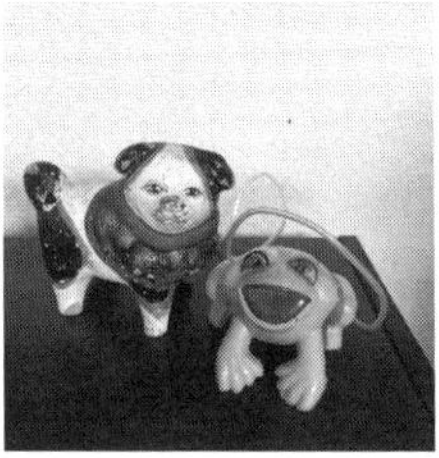

なんともいえない　かおつきの
いぬと　かえるに　たずねてもだめでした。
「なんてこというんだ　ワオーン」
「ふざけんじゃねえぞ　ケロ」

こくじんの　かいぞくと　れざーじゃけっとに　はいった　こけしに
たずねても　だめでした。
「どひー。なにいってまちゅか」「フガフガフガフガ！」
どこにも　よぶんな　たべものが　ありません。

「わっはっは。うまい　うまい。
たべものが　たくさんだ　ムヒョヒョ」
なんということでしょう。おにが　たべものを
ひとりじめ　していたのです。

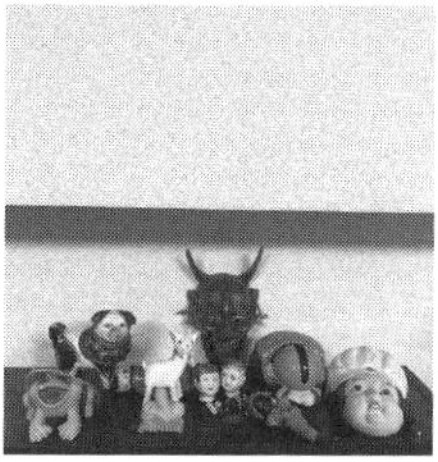
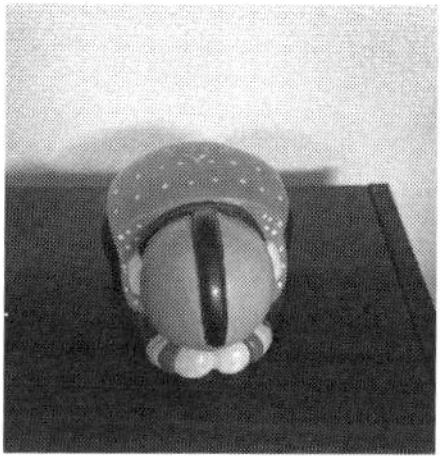
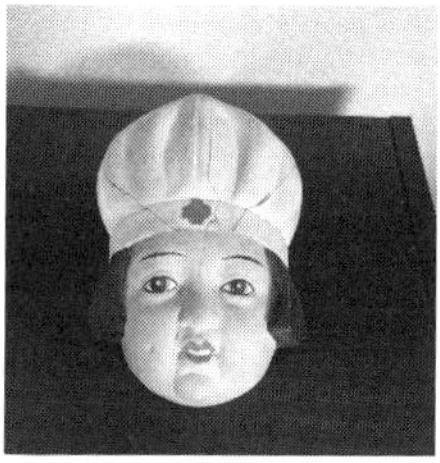

「こらーっ　そんないじわるは　だめでしょ」
しんせつな　おねえさんが　ちゅういしてくれました。

「ごめんなさーい」
おには　みんなに　あやまりました。

たべものは　みんなで　わけあいました。
めでたし　めでたし。

＊

小物のひとつひとつが、躁と鬱の二面性を帯びているということを、まずは指摘しておきたい。これらの小物は、そもそも生活を賑やかにするために作られたはずだ。つまり本質的に躁と言える。また、それが伝わるような明るい印象も、それぞれの造形に込められている。でも、私は明るいばかりの小物を買いたいとは思わない。いつも、どことなく影を感じさせる面差しをしているガラクタ、つまり鬱な印象を与える小物に魅了され、お金を出してしまう。だからこれらの小物はいずれも「躁鬱ガラクタ」と呼ぶことができる。

躁鬱ガラクタを使った物語も、躁と鬱の二面性を持つ。鬱々と展開するのだけれど、台詞回しなんかはハイテンション、つまり躁だ。そのような作劇をするのが、私の躁鬱気質にとって、しっくりくる。

いま示した物語は、私の当事者創作。小物たちの造形と私が書いたテクストが、私の躁鬱気質を再現している。この創作を再帰的に批評することもできるけれど、それは自作解説になってしまうから、つまらない試みだと思う。そこで私はむしろ、物語の出演者たち、つまり躁鬱ガラクタひとつひとつの解説に、当事者批評の光を当ててみたい。

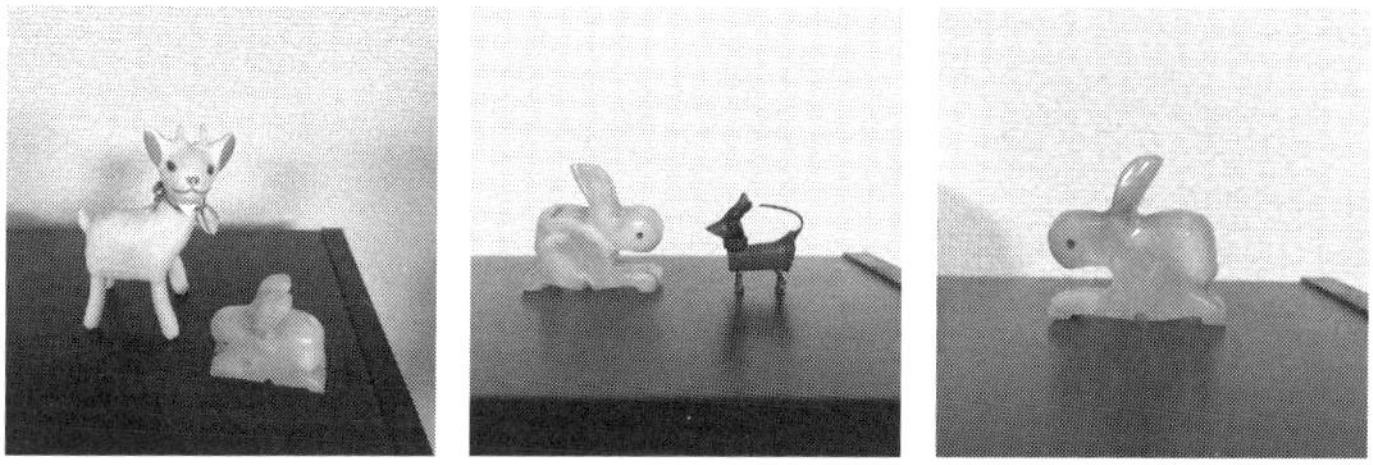

はじめは石英でできたウサギの置物。なめらかな半透明の表面と赤い眼が躁だけれど、素朴な造形とずっしりとした重みが鬱。

物語のなかでは「こじか」にしたけれど、本当は何なのかわからない(犬?)。竹でできているから、植物なのにプラスチックっぽさもあり、躁。とても小さなサイズで、足の造形が悪く、立てると体がガクッと傾くところは鬱。

こやぎの置物は沖縄の波照間島に遊びにいったときに買ったもの。それだけでも躁だけど、顎があがってるところがかわいすぎて躁っぽさを底上げしてる。

それでも表情が明るすぎないという民芸品らしい素朴さが鬱要素。

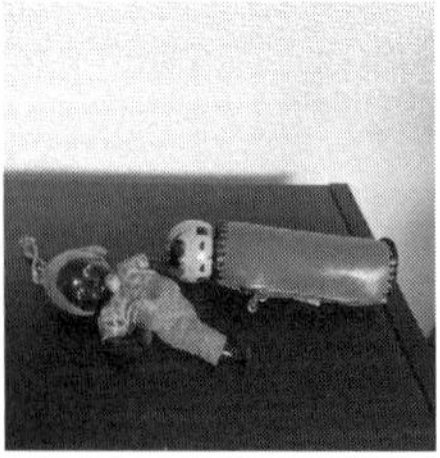
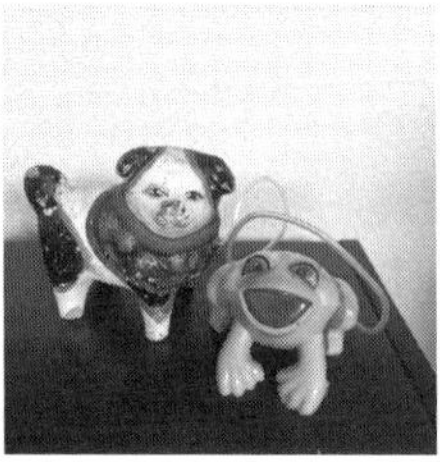
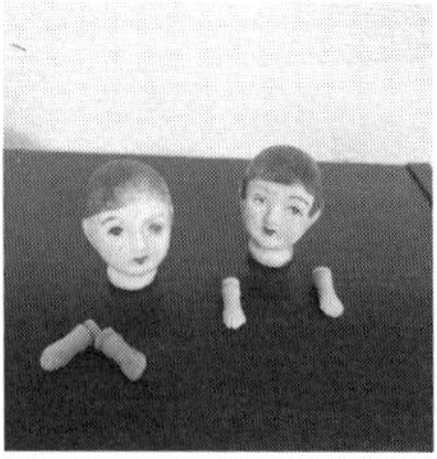

真鍮でできた人形。パーツがバラけたのだと思うけど、この組み合わせで売られていたものを買った。生首というだけで鬱だけど、手か足だかのわからないパーツも付属しているところはちょっとラッキーで躁。子どもたちは戦中を思わせるところは鬱、健康的でほがらかな顔つきは躁。

縁起物の狛犬と、ポンプではねるカエル。存在自体が躁すぎる。でもじっと見ていると、表情が凍ってるように見えてくるところに鬱っぽさがある。

セルロイド製の黒人坊やの人形と、レザージャケット付きこけしという躁すぎる二品。でもこけしの表情って地味に鬱だと思う。黒人坊やは片足だから鬱。

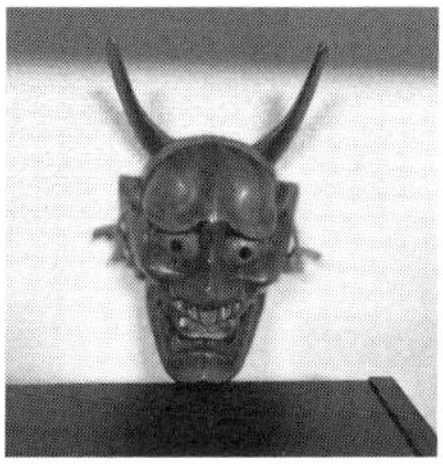
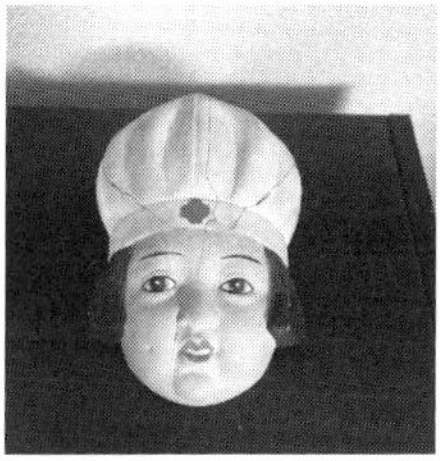
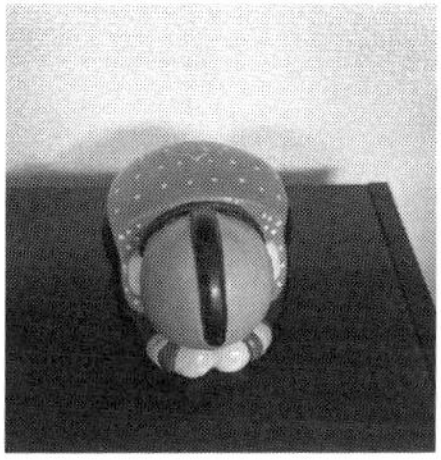

木製の般若面。般若は鬼女だから鬱だけど、にかっと口を開いた表情が笑っているようにも見えて躁。

石膏でできた従軍看護婦の置物。戦争を仄めかしていて鬱。床に落として砕けてしまったのも鬱。でも看護師さんはケアしてくれるんだから躁。

福助人形は縁起物だから躁。青みが差した頭も水色の和服も躁っぽさを高める。でもここまで平伏して土下座しているなんて鬱。

結局、どの品も躁なのと同時に鬱なのだ。双極性障害には、躁と鬱が混じった混合状態が発生することがあるけれど、私が集める品物はその混合状態の性質を帯びていると考えられる。

それぞれの小物を作った人たちが、双極性障害だったかどうかはわからない（わかりようがない）。でも、彼らは病気でなかったとしても、きっと私のように気質的に躁鬱人だったのではないだろうか。その躁状態と鬱状態と混合状態の心境を、これらの小物に込めていたのではないだろうか。何だかそんな気がしてしまう。

こんな感じで、自分の躁鬱コレクションに当事者批評をやってみた。

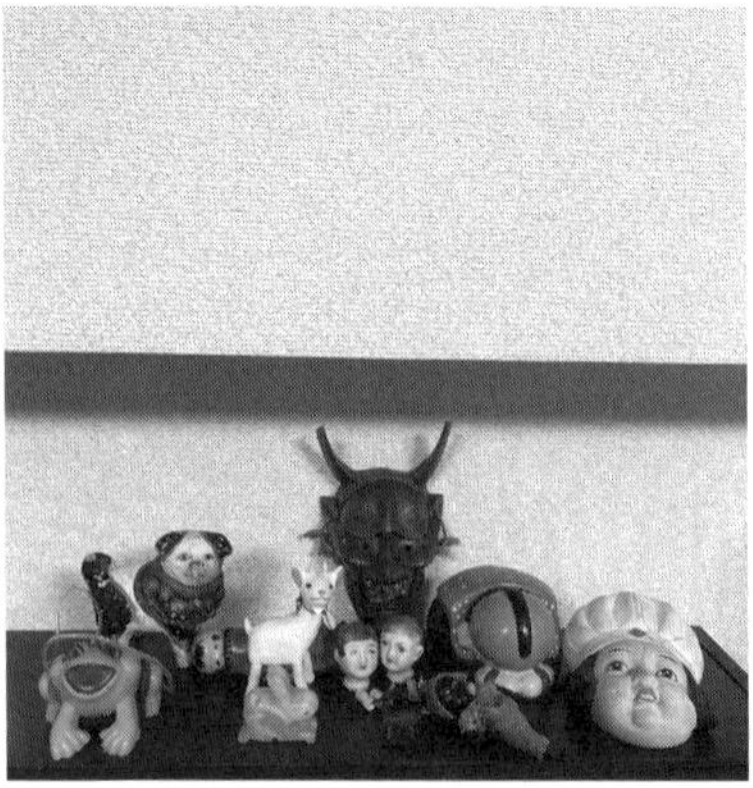

付録B

四方唯のゲームブック型ビルドゥングスロマン

付録Bは、本編を読んで、唯とその周りの人たちに興味を持っていただいた読者に、唯の「その後」を提示します。ゲームブックとは読者の選択によって物語が分岐する小説のこと、ビルドゥングスロマンとはひとりの人間の人生を総体として提示する小説のことです。遊び心として受けとっていただけるとうれしいです。

【○】

私は五四歳になった四方唯。

時代は二一世紀のなかばを過ぎている。日本の国内総生産（GDP）は、私が大学生のころはアメリカ、中国に次ぐ第三位だった。いまは中国、インド、アメリカ、インドネシア、ブラジル、ロシア、メキシコに次いで第八位。国民ひとり当たりのGDPは、私が生まれるより一〇年くらいまえは二位、私が大学生のときには二八位だった。いまは……溜め息が出るような順位だ。

ううん、経済規模がどのくらいとか、そんなことは大切なことではないかもしれない。日本が経済的に繁栄の絶頂を極めた一九八〇年代。当時の小説やマンガを読んだり、音楽を聞いたり映画を見たりしたことがあったけれど、見えてくる世界観は決して幸せそうではなかった。大切なのは生活の質や幸福感だ。北欧の国々のように幸福度が高かった時代は、日本には一度もなかったのかもしれない。

でも日本の凋落と並行するかのように、私の人生が落ちぶれてしまったこともたしか。いまは毎日、早く人生を終えたいと虚しい気持ちで過ごしている。身近なところで頼れる人は誰もいない。ゆっくりゆっくりと、衰弱していければ何よりと思ってしまう。大学生のころ、私を「唯ちゃん」、「唯さん」、「唯先輩」などと呼んで良くしてくれた人々が私を見たら、なんと思うだろうか。絶望的な気持ちになる。

ところがそんなある日、よく晴れた春の日の昼下がり。出町柳の河原でぼんやりしていた私の眼の前で、鴨川をどんぶらこ、どんぶらこと一冊の書物が流されてきた。それを拾いに行った私の手元に、その書物はたどりついた。

近代化以前の日本の冊子のような姿をしている。いったいこれは何の本だろう？　表紙には何も記されていない。ページを開くと最初につぎのように書いてあった。

わしは宇宙の意志じゃ。そなたにこの書を授けよう。この書は、そなたの人生をゲームブックとして再構成したもの。そなたがこの書を遊ぶことによって、そなたの人生は新しいものに書きかわっていくのじゃ。幸運を祈るぞよ。

私は息を呑んだ。これはどういうこと。夢を見てる？
ジャージ姿の私は、河原でスクワットをしたり、何度か跳びはねてみたりして、自分の意識を覚醒させようと試みた。
「えっ、マジなの？」
私は小さく叫んだ。人生の書き直しができる？　私はその濡れた本をじっと見つめた。そしてページをめくった。

《警告》ここから先に進む者は、人生の巻き戻しを経験する。それでも良かったらめくりたまえ。

私はしばらく考えこんだけれど、人生を巻き戻したいという思いは強まるばかりだった。意を決して、私はめくった。するとそこにはつぎのように書かれていた。

ようこそ唯さん

その七文字を見た瞬間、私の意識が遠くなった。私はどうなってしまうのか。

【一】に進んでください。

【二】

不思議な光景だった。賢太郎さんが眼の前にいる。ここは彼が住んでいた北白川のマンションだ。外は寒い。

「唯には困ったよ。そろそろちゃんと、しし進路をし真剣に考えたほうがいいよ」

懐かしい若いころの賢太郎さん。あのころは、あんなに早くに亡くなってしまうなんて想像もできなかった。

「まにあわなくなるよ。ぼくも就活ではく、苦労したんだ」

私はぼんやりとした声で言った。

「はい、ちゃんと考えます、賢太郎さん」

賢太郎さんの顔に見とれてしまう。私より一〇歳近く年上の賢太郎さん。絶対に結婚したいと思っていた賢太郎さん。

私がぼんやりしているので、賢太郎さんは言った。

「なんだか今日はちょっと調子が悪いんじゃない?」

私は「はい、そうかもしれません」と答えた。

「なんでけけ敬語なの。付きあうまえの唯みたい。じゃあ、もうそろそろ寝ようか」

賢太郎さんが立ちあがる。このころ、私は賢太郎さんの家にしょっちゅう入りびたっていて、泊まっていくことも多かった。

いまもそういう場面なんだ、と私は考えた。

洗面所に行くと私が若いころに使っていた歯ブラシがあって、お風呂に入ると、私が使っていた石鹸やシャンプーやリンスがあった。

私はかつての自分の感覚をなぞるようにして、それらを使用した。

布団に入ると賢太郎さんが私を抱きしめて、背中や腰を撫でまわしはじめた。私は言った。

「賢太郎さん、すみません。私きょうはちょっと」

私は心の準備ができていないと思った。これは私が二〇歳だったころの場面。五四歳の私が二九歳の賢太郎さんに抱かれる？　体は二〇歳だとしても心の整理ができなかった。

「そうなんだ、残念だけどしし仕方ないね」

賢太郎さんは私から手を離した。

私は少し残念だと思いながら「ありがとうございます」と言った。賢太郎さんは「四方さんだけに仕方ないね」と言った。私はその親父ギャグを微笑んで無視した。

眠ってしまった賢太郎さんの寝息を聴きながら、私は考える。私はまた二〇歳からやりなおすんだ。どんなふうに人生を紡ぎなおせばいいんだろうか。可能性は無限にあるのかもしれない。でも、また同じような失敗を繰りかえしてしまうかもしれない。

「まずやりたかったことを整理しないと」と私はひとりごとを言った。

私がこの当時やりたかったことは何だったのだろうか。そして、そのあとの三四年間でどういう人生を歩みたかったと後悔しただろうか。

すぐには頭の整理がつかない。私はそれから数日をかけて、大学に通い、賢太郎さんと話し、「輪っか」の新しい部長として部を切り盛りしながら考えた。「彛」の近しい人たちにも連絡を取って、取りとめもない話をした。そうして、自分の心の所在を探ろうとしたのだ。

はじめの長い一日が過ぎ、同じく長い一週間が過ぎた。でも、それから一カ月が過ぎるのはあっという間だった。私の心は定まった。私には、自分の福祉への興味を学術の世界で深めてみたいという気持ちがあった。でも、福祉の世界で実践に挑戦してみたいという思いもあった。そして大好きな賢太郎さんと結婚して、彼の人生を家庭生活から支えたいという思いもあった。この三つの選択肢。学術、福祉、専業主婦。いったいどうすれば良いだろうか。

唯はどれを選ぶでしょうか。

（一）学術の世界に進む場合。唯がメロンとスイカ、どちらが好きか想像してください。メロンだと思うなら【七】、スイカだと思うなら【二三】に進んでください。（二）福祉の世界に進む場合。唯が赤、青、黄でどの色が好きか想像してください。赤だと思うなら【三〇】、青だと思うなら【一五】、黄だと思うなら【二八】に進んでください。

（三）専業主婦になる場合。唯の初恋がいつだったか想像してください。幼稚園児のときと思うなら

【三】、小学生のときと思うなら【二四】、中学生のときと思うなら【三一】に進んでください。

【二】

私はとうとう定年まで「ユマニチュード」で認知症ケアを勤めあげた。長男が成人した年、賢太郎さんが五八歳で亡くなった。東京への出張中、交通事故に巻きこまれたのだ。大学卒業まであと二年を残した長男、高校受験を控えていた次男、小学五年生だった三男を抱えて私は絶望しそうになったけれど、子どもたちの支えがあって、なんとか自殺を踏みとどまることができた。

六五歳で退職してから五年。私は夢のなかでアンドロメダ星雲からやってきたという謎の生命体に出会った。彼らは私に、アンドロメダ星雲に行って彼らの世界でのユマニチュードを学んでみてほしいと提案してきた。子どもたちや孫たちに未練があったけれど、「アンドロメダのユマニチュード」に強く惹かれた私は、迷った末に地球を離れることにした。そうして、私は彼らが住む惑星へと移住し、そのときから第二の人生を送った。

おしまい

【三】

あんなに好きだった賢太郎さんなのに、二一歳のときにひょんなことで喧嘩して、そのまま別れることになった。それからはなんとなく好きな人ができないまま時間が過ぎたけれど、二五歳のときに、美希さんと別れていたレンツさん——蓮さん——に強く迫られて、交際を承諾してしまった。蓮さんは男女交際を経て精神的にずいぶん成長していた。でも私のほうが賢太郎さんと比べてしまって、「この人はなんて子どもなんだろう」とひそかに落胆することもあった。

翌年、蓮さんの熱意に押されるままに結婚。私は「こんなんでいいのかな、困ったでござる」とひとりごとをよく言った。ストレスを紛らせるために、チョコレートパフェ、チョコレートケーキ、チョコレートアイスクリームをたくさん食べた。

人類の誰もが想像しえなかったあの南極大戦が勃発したのは、結婚から三年近くが過ぎようとしていたときのこと。大阪まで働きに出ていた蓮さんはロシア軍の空爆によって命を落とし、私は実家に疎開して息を潜めるように暮らした。そして五年後の今年になっても南極大戦は終わらず、ロシア軍、中国軍、地底帝国軍は、日本に駐留するアメリカ軍とインド軍に対する戦線を展開している。

三歳のとき、唯は一日かけて動物園で獣たちと触れあったことがあります。そのとき唯が夢中になったのは、カピバラとアルパカのどちらだったでしょうか。カピバラだと思うなら【一九】に、アルパカだと思うなら【一三】に進んでください。

【四】

私は科学研究費補助金などの競争的資金を獲得して、当事者批評の研究を推進した。国際的なネットワークも構築し、さまざまな国の研究者と各国の文学史、そして世界文学史の書き換えに成功していった。こっそり白状すると、同業者の何人かと恋愛関係になったこともある。でもそれは大っぴらにしないほうが良いと思うから、ここでも詳しいことは報告しない。大学の教員を辞めたら、自伝とは言わないまでも、ちょっとした回顧録を書いてみても良いかもしれない。私の「恋多き女」ぶりに、多くの人がびっくりするだろう。

私はいま六五歳。むかしだったら定年を過ぎている年齢だけれど、いまの時代だとさらにまだ一〇年、国立大学の大学教員として雇用されたままでいられる。家族を持てなかったことは少し心残りではある。でも、私はもともと結婚願望が強い女じゃなかった。研究活動を通じて、充実した人生を送ることができた。かつての教え子たちも当事者批評を支え、発展させてくれている。思えば幸せに生きてきたと思う。

今後も私なりに、自分の研究を深めていきたいと願っている。

おしまい

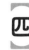

【五】

四四歳になって、ついに私は躁鬱病を発症した。でも私は新しい自助グループ「中動態」を作って、躁鬱病とうまく付きあう方法を模索した。その結果をまとめたのが、五二歳のときに刊行した『うっそ!!!~躁鬱の真実』。自分では地味な本だと思っていたけれど、評判が良くて四年後に文庫化され、一三年後のいまも版を重ねている。

最後まで非常勤講師として暮らし、研究も思うように進まなかったけれど、夫も娘も理解が深く、楽しくやってこれたと思う。双極性障害をきっかけとしてつながった仲間がたくさんいて、それは私の人生の大きな財産だ。これからも精一杯、生きのびていきたい。

おしまい

【六】

三〇歳前後は、私にとって転機になった。就職が決まったこともあるけれど、一二年交際してきた賢太郎さんと別れることになったのだ。いつのまにか私と彼とのあいだには心に溝ができてしまっていた。あるいは、一一年もの交際期間はやはり長すぎたのかもしれない。私は研究者としての自分のキャリアと恋愛を両立させようとしたけれど、うまくいかなかった。私は奈良公園の鹿たちに鹿せんべいをあげながら、うなだれて少し泣いた。女性が研究者としてやっていくことの難しさを身に沁みて実感した。

実を言うと、三三歳から三八歳まで交際した人とは、賢太郎さんとのあいだよりも情熱的な恋愛感情があった。ところが逆に、そこには賢太郎さんとのあいだにあったような安らぎが欠けていた。相手の男性は職場でのパワーハラスメントに苦しんでいた。「海くんは何も悪くない」と私は彼を何百回も抱きしめた。彼に寄りそい、支えることに私は夢中になった。その上で、私は大学教員として自分の研究も余念なく進めた。

その男性、海くんは私が三八歳のときに、三七歳で自殺して生涯を終えた。私の心は、殺伐とした空虚さで満たされた。私は閉じこもりもしたし、逆に積極的に人と会いもした。自分を回復させようと足掻いたのだけれど、壊れかけていた私の心は容易に回復しなかった。「もう私だめなのかも」と、遊びにきた京都の糺の森で、秋の夕空を見上げてつぶやいた。

私の回復が始まったのは、その翌年、つまり今年になってからだ。私は当事者ダイアローグ研究で一定の成果を出せたものの、オープン研究に関しては完全な袋小路に入ってしまっていた。そのことが、私の心をさらに重く抑圧していた。そんなある日、私は偶然、若いころに興味を感じた「当事者批評」という研究ジャンルを思いだした。これは病者や障害の当事者が、自分たちから見ると文学、芸術、文化、社会、政治などはこのように見えるということを提示するという新興研究ジャンルだ。私は自分自身に双極性障害の傾向があることを利用して、当事者批評に取りくもうと思った。予備調査として、ほかの著者による当事者批評もたくさん読みこんだ。

唯にとって大阪をもっとも象徴するものは何でしょうか。大阪城だと思うなら【一四】に、お笑い文化だと思うなら【二九】に、たこ焼きだと思うなら【四】に進んでください。

【七】

私には大らかというか、のんびりしすぎているところがあって、夢は絞ってもそれほどちゃんと勉強しなかった。恋愛に関してもそんな感じで、結局のところ賢太郎さんとは卒業直前に別れてしまった。

通っていた大学の大学院に進学して、指導教官を同じくする同級生の男子と交際したけれど、それも二年くらいで終了。それでもそのあとは、五歳年上の外資系の会社員、雄大さんと出会い、三〇歳で結婚した。三五歳のときに一人娘の結《ゆう》を出産。「結」は「ゆい」とも読めること、そして「ゆうだい」さんの「ゆう」から、この名前に決めた。

卒業論文、修士論文、博士論文はいずれも迷走し、自分なりにこれといったテーマを定めることはできなかった。就職にも苦労して、四〇歳を迎えたいまでも常勤職を得られていない非常勤講師だ。

若いころ同様、骨董市に通って安いかわいいガラクタを集めることだけが私を癒してくれる。最近は古い小さなガラス瓶にも魅了されるようになった。

昨年からようやく「これこそ求めていたやつ！」と思える研究テーマを発見。ズバリ「脳の多様性」（ニューロダイバーシティ）だ（横道 2021）。自閉スペクトラム症、注意欠如・多動症、限局性学習症（SLD）、発達性協調運動症、トゥレット症候群などの発達障害は、脳の特性によって診断されるため、病気や障害と見なすのではなく、脳の少数派（ニューロマイノリティ）として理解して、定型発達者と呼ばれる非発達障害者を脳の多数派（ニューロマジョリティ）として位置づけることで、人類は脳の多様性を生きていると考える。人によっては双極性障害も病気や障害というより脳の特性と考えて、「脳の多様性」に入ると考えていることを知った。いつも自分の双極性障害の傾向が気がかりだった私の心は、サッと捉えられてしまった。

唯は霧《きり》、霞《かすみ》、霰《あられ》のうち、どの漢字をもっとも好むでしょう？　霧だと思うなら【八】、霞だと思うなら【二一】、霰だと思うなら【五】に進んでください。

【八】

私はとうとう非常勤講師として一生を終えることになった。でも大きな不満はない。というのも、五〇歳近くになって翻訳したトーマス・シュロッサー原作の小説集『でべそ牛乳』が五〇〇万部を突破する大ベストセラーになったのだ。そのあと出版したシュロッサーのエッセイ集『きみ☆ぼく☆こむら返り』も二〇〇万部を突破するダブルミリオンセラーになった。

私は家族と都内の豪邸に引っ越し、趣味として非常勤講師を務めている。授業中に『でべそ牛乳』の翻訳に関する逸話を披露すると、いつも学生に大ウケする。夫や娘とも良好な関係を維持していて、私の人生はおおむね満足いくものだったと考えている。

おしまい

【九】

「ユマニチュード」に勤めつづけた私にとっての大きな転機は四九歳の夏。賢太郎さんが脳梗塞を起こして倒れ、高次脳機能障害になってしまったのだ。賢太郎さんがそれまでのような言動を取れなくなり、痴癪を起こすようになったことに私は驚き、悲しい思いをしたけれど、ユマニチュードの思想と技法を、高次脳技能障害向けにアレンジしながら、みずから介護することで、賢太郎さんも落ちついていった。

賢太郎さんが倒れたとき、長男はひとり立ちする年ごろ、次男はちょっとした反抗期の年ごろ、三男はまだ寂しがりの年ごろだったけれど、三人とも私の苦境をよく察してくれて、さまざまなかたちで援助の手を差しのべてくれた。長男はアルバイトの収入を少し家計に回してくれた。次男と三男は朝、日替わりで台所に立って、高校と中学の昼のお弁当を作るようになった。私はいまでも息子たちを誇りに思っている。

賢太郎さんは二〇年前、六五歳でこの世を去った。その九年後、私は「ユマニチュード」を退職し、各家庭にユマニチュードの思想と技法を普及させる活動に取りくむようになった。それから一一年、いま七六歳になった私は、まだまだユマニチュードの普及に関わっていきたいと思っている。日本人女性の平均寿命が九七歳というこの時代。こんなところで挫けるわけにはいかないと、心の炎をめらめら燃やしているところだ。

おしまい

【一〇】

就職した翌年、三〇歳で賢太郎さんと結婚した。同じ学科の同僚たちを招待し、盛大な披露宴を開いた。専門業者に発注した新郎新婦の紹介映像が、ものすごく良い出来だった。披露宴のためにかかった費用は七〇〇万円。いまから思えば、少しやりすぎだったかもと感じる。

三二歳で長女の結《ゆう》が誕生。賢太郎さんのかつての渾名「無ウ」と「唯」を合成した名前だ。とてもよく笑う、かわいいと周囲に大評判の赤ちゃんだった。親子三人で何度もユニバーサル・スタジオ・ジャパンに遊びに行った。

三五歳のときに博士論文でおこなった研究のうち、当事者ダイアローグに関する理論を整備して、単行本『当事者ダイアローグの世界』を刊行。当事者ダイアローグとは、私たちが「蕣」でやっていた当事者研究とオープンダイアローグ・アプローチを統合したもののこと。同僚の真笠茲教授は「当事者ダイアローグは、オープンダイアローグ的対話空間への参入者各自が当事者の外在的苦労をポリフォニックなものとして内発的に引きうけ、不確実性への耐性をオートポイエーシス的に共進化させたことを突破口にしているのではないですか」と私に尋ねてきたのだけれど、私には彼が何を言っているのかわからなかった。

三八歳で長男の健威《けんい》を出産。「賢太郎」さんの「ケン」と「唯」の「イ」を組み合わせた名前だ。職場では私の学科運営への貢献が評価されて、今年、四三歳で教授に就任することができた。私の大学の私の分野では例外的な早さでの出世と言えると思う。同僚たちとの祝賀パーティーでははしゃぎすぎてしまって恥ずかしい。

いまは夏休み。家族四人で、徳島県鳴門市の大塚国際美術館に一泊二日の旅行に来ている。この美術館に飾られている絵画はどれもレプリカ、つまり偽物なのだけれど、それだけに世界中のどの美術館も実現できないような超豪華なラインナップになっている。結と権威が、何かしら感じるところがあるといいなと思っている。

唯は夏と冬のどちらが好きだと思いますか。夏が好きだと思うなら【二五】、冬が好きだと思うなら

【二〇】に進んでください。

【一一】

「ＴＯＭ」は順調に発展して、やがて私たちは私の地元、和歌山県東牟婁郡にコミュニティホーム「トムの家」を設置した。入所者たちはみかん栽培や漁業を手がけるようになり、取りくんでいる当事者研究とオープンダイアローグの評判と相まって、「和歌山版べてるの家」と呼ばれるようになった。本家に負けないように精力的に活動を展開したつもり。

私はと言うと、福祉業界で「おんな向谷地」という、うれしいようなうれしくないような渾名を付けられたのだけど、二年前に定年で退所して、名誉顧問に就任した。代表を務めているあいだは、入所者が失踪したり自殺が相次いだりしたことがあって、ほかにもつらいこと、苦しいことはたくさんあった。でも、多くの人に寄りそえたことを誇りに感じている。

三〇代の終わりごろ、私と賢太郎さんは第二子をもうけるかどうかについて話しあって、最終的に外国から養子を取ることを選んだ。日本ではあまり進んでいない考え方だけれど、欧米のいくつかの国では、第二子や第三子をもうける代わりに、このような選択をする家庭がある。私たちはガーナ出身の女の子アクアを養子に取った。小さいころはとても笑顔がかわいらしい女の子だった。黒人が少ない日本の環境にも挫けず、私たちに感謝してくれて健康的に成長し、もう結婚して娘と息子——私と賢太郎さんにとっての孫たち――も生まれている。
残念だったのは。長男の由太郎との関係。私たちとしてはそういうつもりがなかったのだけれど、どこでボタンを掛けちがえてしまったのか、いつからか私たちに強く反撥するようになってしまった。高校生の途中からひきこもり、三七歳になったいまもそのままになっている。ストレスから過食になった私は、いまや随分とふくよかな女性になった。気を引きしめてスポーツジムに通うようになったけれど、少しエアロビクス・ダンスをするだけで、ぜいぜいはあはあと息を荒くしてしまう。これからどうなってしまうのかわからないけれど、あと二年で七〇歳。勇気を持って残りの人生を歩んでいきたい。

おしまい

【二三】

いちばん下の海斗が大学を卒業したのを見届けてから、私と賢太郎さんは前から計画していたとおり、アフリカのガーナに移住した。一度ふたりで世界一周旅行をしたときに、老後はここで暮らそうと話しあっていたのだ。私は株を買って資産運用するようになっていたから、多少の贅沢をしても資金はたっぷりとあった。
移住した二年後に賢太郎さんは七五歳で亡くなった。この地の環境が賢太郎さんに合っていなかったのではないかと後悔したけれど、賢太郎さんは亡くなるまえに私の手を握って、「きみと結婚できて良かった」と言ってくれた。私は何時間も静かに涙を流した。

日本に戻って葬式を終えたあと、子どもたちは当然のように私を引きとめようとしてくれた。けれどもガーナが私の心を呼んで離さなかったから、私に選択肢はなかった。ガーナに来て、私はこの土地に住むために生まれてきたのだと気づかされた。賢太郎さんを失った悲しみは強いけれども、私は最後まであの地にいたいと子どもたちに伝えた。

人生というのは、何が起こるかわからない。賢太郎さんが亡くなってから三年後、縁があって現地の四一歳年下の男性と結婚することになった。二八歳の新郎と六九歳の花嫁はちょっとした話題になったし、反対する人もいたけれど、私たちの決意は固かった。仕事に都合がついて駆けつけてくれた啓は、「母さんってやばいね」と言いながら、賢太郎さんにそっくりな笑顔で祝福してくれた。啓と一緒に来てくれた海斗は、自分と同い年の義理の父に対してどのように接して良いか戸惑い、困ったような顔をしていた。

今年、私は八四歳。まだまだ元気いっぱいだ。最近はガーナ人の夫と、ブラジルのアマゾン河流域に探検旅行に出ようかと相談しあっている。やりたいことはたくさん残っている。私はこの上なく充実した人生を謳歌している。

おしまい

【一三】

南極大戦は核兵器が使用されるに及んで、「最終戦争」または「第三次世界大戦」と呼称されるようになった。それから半世紀。地球の放射能汚染は進み、多くの国家が崩壊した。日本も消滅して久しく、私たち日本人の生き残りは数十万人ほど残されているのみだ。戦争前に比べて地球人類の九割七分が失われたと噂される。現在、地球上のほとんどの地域は居住不可能だ。

私が九二歳になった今年、核兵器の全廃と地球統合政府（別名・平和連合）の樹立が果たされた。私は戦争中に引きとった孤児たちと当事者研究とオープンダイアローグ・アプローチを続けてきた。「まだまだこれからだ。私たちの時代はこれから」と自分に言いきかせ、生きのこった人々と前に進みつづける。

おしまい

【一四】

私を立ちなおらせてくれた当事者批評だけれど、効果は限定的だった。私はついに自分の心の穴を埋めることはできなかった。だから私は、自分を鼓舞する歌を自作して歌ってみた。

甦れ　甦れ　甦れ　甦れ
唯よ
太陽がのぼって　月は沈む
ウサギとカメなら
あなたが泉に落としたのはどちら？
ふっかーつ！
ララ

私の必死の鼓舞も虚しく、私の心の穴は馬頭星雲のブラックホールのようにぽっかりした大きな口を開けていた。

私はたまらずに、四三歳から出会い系アプリにのめりこんだ。たまに五〇歳くらいの素敵な人と体の関係を持つことができたけれど、七〇代や八〇代から声を掛けられることのほうが多かった。四〇代の女性の需要ってそんな感じなんだとがっかりしたのは間違いない。

それから時が流れて、来年は六〇歳。私の外見は若く見えるから四〇代なかばと偽っている。後期高齢者をターゲットにした男漁り。そろそろやめ時かと思うけれど、やめられない。

これからどうなっていくのか、自分でも自分のことがわからない。

おしまい

【一五】

大学を卒業しても、派遣会社で働きながら「彝」の運営に携わっていたのだけれど、二六歳のときに躁鬱病を発症して、次第に参加を見合わせるようになった。賢太郎さんは優しく接してくれていたけれど、働けなくなり実家に戻った私のほうが気を遣ってしまい、心の距離は開いていった。ほどなく私たちの関係は自然消滅。

デイケアに通うようになり、知りあった男性と三一歳のときに結婚。披露宴で父が「親子二代、ほとんど同じようなかたちで結婚相手と出会ったわけです」とスピーチした。相手の男性には自閉スペクトラム症があって、レンツさんや炊きたてさんを連想させた。残念なことに私はいわゆるカサンドラ症候群にかかってしまい、三四歳のときに離婚。

躁鬱病が寛解傾向にあった私は、三六歳のときにティール組織を採用した福祉施設「みのりて」を大阪に設立し、その運営に乗りだした。「みのりて」(minorité)は、日本語の「実りて」とフランス語の「マイノリティ」の両方の意味を込めた名前だ。

いま私は四〇歳。むかしなら不惑と呼ばれたけれど、「みのりて」の経営に戸惑ってばかりの日々だ。でも見つけることができたこの生きがいを、大いに楽しんでもいる。

唯がびっくり箱に手を差しこんだとします。唯がうれしいのは、その箱のなかの感触が「もぱちゅっ」だったときか、「キョカケカー」だったときか。「もぱちゅっ」だと思うなら【一八】に、「キョカケカー」だと思うなら【二七】に進んでください。

【一六】

耐えられず証拠を突きつけ、賢太郎さんと協議離婚した私は、ふたりの子どもの親権を得た。親子三人、前夫からの慰謝料と養育費だけに頼るわけにもいかず、私は働きに出ざるをえなかった。でも社会人として就職活動をしたこともない私に、社会の風は冷たすぎた。面接は苦戦の連続。持ち前の躁気質で乗りこえようとしたけれど、「明るいマダム」を演じているつもりが「たんなるイタいおばさん」になってしまうと、自分で感じていた。

なんとかスーパーのレジ担当をゲット、そこで同い年の男性、翔平さんと出会った。帰りながら初めてゆっくり会話をした夜を思いだす。彼が奥さんを早くに亡くして困っていると話しだしたとき、私は「ここだ！」と感じた。手間暇をかけて距離をぐいぐい縮めて、四〇歳で再婚。晴れて希望どおり、主婦に逆戻りできた。

夫婦関係は順調に見えたけれど、連れ子同士の関係はギクシャクしてしまった。健斗は一二歳、ゆめは八歳。翔平さんの長女の咲良ちゃんは一三歳、長男の翼くんは一一歳。上から順に長女が咲良ちゃん、長男が健斗、次男が翼くん、次女がゆめという兄弟姉妹になった。でも、最初のうちは家族で食事をしても、新しく兄弟姉妹になった相手とは口をきいてくれなかった。

特に健斗と咲良ちゃんの関係がなめらかでなかったけれど、思春期だから仕方がないと思っているうちに、再婚してから三年後、ふたりが裸になってベッドに入っているのを眼にすることになる。私は翔平さんと相談し、連れ子同士であっても将来的に結婚はできないこと、恋愛も非倫理的であることをふたりに説明した。

成人後、健斗と咲良ちゃんが私たちに寄りつかなくなっているのは、大学に入って家を出るまでの気まずい雰囲気が関係しているのだと思う。健斗も咲良ちゃんもそれぞれパートナーを見つけて結婚したけれど、私たちにはふだん連絡をしてくれない。私と翔平さんが家族で集まってパーティーをしようと呼びかけても、応じてくれるのはゆめと翼くんだけになった。

今年の私は八五歳、早生まれの翔平さんは八四歳。できれば健斗や咲良ちゃんの家族も含めてみんなで集まってパーティーをしたいけれど、儚い夢に終わるのかなと思うと、寂しい思いがする。この点を除けば、とても良い人生を送ることができたと思っているのだけれど。

おしまい

【一七】

私は「TOM」の顧問として、オープンダイアローグと当事者研究の発展を模索した。国内のさまざまな医療施設や福祉施設とつながってゆき、やがてそれは国際的なネットワークを結ぶまでになった。賢太郎さんは勤めていた医療施設を退職して、「TOM」の幹部として貢献してくれるようになった。息子の由太郎も大学を卒業したあとに「TOM」の職員になって、私たちの活動を支えてくれている。いずれ、「TOM」の代表に就任するのではと噂されているけれども、未来のことはもちろんわからない。

私たちにとって大きかったのは、北欧でオープンダイアローグと当事者研究を普及させる活動に関わったことだ。そのことがヨーロッパのメディアでもたびたび取りあげられるようになって、私が五九歳のときに、「TOM」はなんと団体としてノーベル平和賞を受賞した。私はまだ夢のなかにいるような気がする。受賞してからの三年間、私や美咲さんたち中心人物は、講演や有識者会議への参加などで本当に忙殺された。自分ではまだ若いつもりなのに、かなり疲れてしまっているのが現状だ。このあたりでバカンスを取って、賢太郎さんと前から行きたかったインドネシアに旅行しようかと思っている。

全力で楽しみたい。

おしまい

【一八】

ティール組織の運営は、ほどほどの成功を収めた。なかなか理想どおりにはうまくいかず、試行錯誤の連続。でも、どれも自分の経験になった。私は「みのりて」の経営を六〇年近く、九五歳まで続けて、それからようやく第一線を退いた。

私生活では、四一歳のときから三年間、公にはできない情事にハマりこんでしまうことになった。四五歳のときに男の子を生み、「ゆい」から「ゆ」を取って「由一《ゆういち》」と名づけた。シングルマザーとして由一を育てるのには苦労も多かったけれど、由一はすくすくと育ち、成長してからは親孝行をしてくれた。

いま私は一三五歳。ずいぶん長生きをしてきたものだと思う。公務員になった由一は同僚の男性と結婚して、四人の養子を取った。私は子、孫、曽孫《ひまご》、曽々孫《ひひまご》に囲まれて、とても幸せに暮らしている。

おしまい

【一九】

政府の「金属大作戦」に志願する決意をしたのは、三五歳の誕生日だった。金属人間製造工場大阪本社で「金属人間ユイ」として再構成された私は、苦痛と恐怖をこらえて仲間たちと戦いぬき、アゼルバイジャン永久凍土化阻止作戦での戦局を決定づけた。私は「日本国第一英雄」の称号を授与され、二十年戦争と呼ばれるようになっていた南極大戦の国内最大の英雄として日本に帰還した。

それからの日々は、私にとっては絶頂期。人類にとっては暗黒の時代と呼ばれた。私は「独裁者シカタ」と名を変え、北太平洋統合政府に君臨し、全人類ロボット化計画を進め、その野望を四〇年で七割がた達成した。金属化してから五〇周年、伝説の英雄になってから三〇周年の歳に、私は配下のC級金属人間部隊に裏切られて爆破され、身体を組成する全パーツがグリーンランドに永久封鎖されるに至った。金属化された私の意識はいまでも不朽だけれど、志なかばに役割を終えることは無念と感じている。

私はいま、戦争なき未来の地球を夢見つつ、心のなかで世界中の金属人間たちに弔いの鐘を鳴らしている。

おしまい

【二〇】

私の研究はマスメディアやSNSで注目された。四五歳のとき、周囲から推されるかたちで学長選挙に出ることになった。教授になってから二年目、まえの学長が六〇代だったことから、自分でも当選できるかどうか半信半疑だったのだけれど、同世代の研究者からの支持が厚くて、見事に当選してしまった。

それからの任期の四年間、私は大学運営の楽しさに目覚めた。さまざまな人脈ができ、政治的手腕が評価されて、市議会議員に立候補してはどうかという話が持ちあがるまでになった。私もその気になり、学長を退任するのとほぼ同時に開催された奈良市議会選挙に立候補し、みごと当選した。三年後には奈良県知事になり、その四年後には国政に進出。国会議員として順調に当選回数を重ね、六三歳の今年、厚生労働大臣に抜擢された。私は為政者として自分の福祉に関する考え方を追求することができるようになった。周囲からは、次期総理大臣も夢ではないと言われている。

夢のような人生だったけれど、管理職に着くのと同時にオープン研究と当事者ダイアローグの件がおろそかになったのは、少し心残りだ。また、あまりの多忙さゆえに家庭を顧みる時間が減ってしまった。特に長女の結とはさまざまな確執が生まれた。賢太郎さんが仕事を辞めて主夫として私を支えてくれたことには、いくら感謝してもしきれない。政治家としてのこれ以上のキャリアを諦めて、彼に恩返しをしながら余生を送りたいという考えが頭をよぎることもあるけれど、私の政治的野心はまだまだ燃えさかっている。

おしまい

【三】

「脳の多様性」に関する研究が軌道に乗りだした四五歳のとき、私はついに常勤職に就職することができた。奈良の国立大学。私は奈良公園の鹿たちに半日かけて鹿せんべいを振るまいつづけた。あとから「あれは躁だったのではないか」と思いだす。でも、とっても幸せな一日だった。

それからは順風満帆。家庭環境と研究仲間に恵まれて過ごしていたけれど、五〇歳のときに刊行した単行本『脳さまざま』がベストセラーになって、マスメディアに露出するようになった。私の躁鬱っぽさが「おもしろくてかわいい」と好評を得るようになり、やがていろんな番組から引っ張りだこになる。

それから一一年が過ぎたけれど、私はまだ視聴者から飽きられていない。持ちネタで勝負しているのではなく、パーソナリティが評価されているから、長持ちするのだと思う。昨年の「女性高感度タレント調査」では四位に入った。研究が中途半端になってしまったのは残念だけれど、これからもまだお茶の間の視聴者に、最高の笑顔をお裾分けしていきたいと思っている。

おしまい

【三】

三八歳で産んだ第五子は女の子の「ゆか」、四一歳で産んだ第六子は男の子の「海斗」。驚いたことに結局、女男女男女男の順に生まれた。海斗が生まれたとき、いちばん上の子、優理は成人式を迎えるころだった。「お母さんってすごいのね」と呆れたように言われたのが懐かしい。それまで末子だったゆかは、三歳年下の弟に私が奪われたと感じて、いつも泣いてばかりいた。赤ん坊が生まれるたびに同じようなことを繰りかえしたけれど、ゆかは特に激しく泣いたから、かわいそうなことをしてしまったと胸が痛んだ。

私たちの子育ての様子はたびたびテレビ番組に取りあげられた。特に私の躁鬱気質が視聴者たちにはおもしろおかしく見えたようだ。我が家では家族会議の際、当事者研究とオープンダイアローグ・アプローチの方式を取ったのだけれど、これも全国の視聴者に大いに受けた。私たちの家族が何度も放送電波に乗ることで、当事者研究やオープンダイアローグ・アプローチを導入する一般家庭が急増することになった。

いま私は九一歳。賢太郎さんが亡くなってから四九日が過ぎた。賢太郎さんには身も心も愛しつくされた。あんな素敵な人に巡りあえただけでも、私の人生は最高だったと思う。ましてや、こんなにも子どもたちにも恵まれるなんて。大学時代には学術や福祉の世界に興味があったけれど、専業主婦になって本当に良かったと思う。

六人の子どもたちのうち、いちばん気があったのは上から三番目のゆめ。ゆめの子どもたちはみんな成人して家を出ていったから、これからはゆめ、ゆめと結婚してくれた晃耀《あきてる》さん、私の三人で暮らそうと提案してくれた。親冥利に尽きる話だと感じる。いつまで元気でいられるかわからないけれど、賢太郎さんのぶんまで精一杯に生きてやろうと思っている。

おしまい

【三】

二回生から三回生になる春休み、賢太郎さんも含めて「蕣」のみんなで北海道の「浦河べてるの家」を訪れた。当事者研究発祥の地で現地調査をして、三回生で取りくむゼミ生各自の研究テーマを考えようと思ったのだ。浦河は潮風が印象的で、肌寒かった。調査はすいすい進んだのだけれど、テーマはなかなか決まらない。

二回生のおわりごろから「輪っか」の部長も務めたから、サークル運営とゼミ参加と「蕣」の運営とアルバイトと賢太郎さんとの恋愛で、眼が回りそうになった。私はよく「これは大変ですぞい！」と叫びながら、自転車操業を続けた。賢太郎さんは微笑んで見守ってくれた。淹れてくれる抹茶ラテがとてもおいしかった。

大学院進学を目指していたから、就職活動はしていない。三回生から四回生になる春休みには、賢太郎さんとフィンランドのケロプダス病院を訪問することにした。本場のオープンダイアローグからいろんなことを吸収しようと思ったのだ。フィンランドは、昨年の北海道よりもずっと寒かった。私と賢太郎さんはカタカタ震えながらH&Mに追加の防寒着を買いに行った。

この時期から卒業研究に取りくんだことを思いだす。四回生の夏休みには、「当事者研究とオープンダイアローグの比較〜現地調査に依拠して」という卒業論文の初稿を書きあげた。その論文を京都大学の大学院入試で提出して、無事に合格した。その論文をさらに書きなおして、一二月に所属する学科に提出したのだけれど、最後まで納得のいくものにならなかったのが悔やまれる。

大学院に入るまえの春休み、私は賢太郎さんを連れて串本に向かった。土砂降りの日だったことを覚えている。築半世紀以上の実家で、両親に向きあって、「この人と将来結婚するつもりです」と紹介した。父と母の緊張が痛いほどに感じられた。賢太郎さんは「どうかぼくと唯さんのけ、けけ結婚をお許しください」と頭を下げた。「結婚？　それはまだだよ！」と私は叫んだ。

串本の浜辺に佇む賢太郎さんの横顔は、いつも以上に美しかった。親に強引に春からふたりで一緒に共同生活をすることを認めさせて、実際にふたりで北白川に住んだ。楽しい二年間だった。修士論文は「当事者研究とオープンダイアローグによる福祉業界の再編」をテーマに選んだのだけれど、風呂敷を広げすぎたために、大失敗に終わった。

博士課程に進学すると同時に、その共同生活を解消して私はスイスのバーゼル大学に留学した。でも冬休みになるたびに日本に帰って、夏休みになるたびに賢太郎さんが遊びに来たから、私たちの心は強く結ばれつづけた。私は修士論文の失敗を生かしながら研究を進め、ヨーロッパの最新の研究を掻きあつめて、当事者研究とオープンダイアローグを統合した「オープン研究」と「当事者ダイアローグ」の構想を育んだ。それを英語の博士論文「オープン研究と当事者ダイアローグに関する開拓的研究」にまとめて提出。Ph.D の資格を得て、日本に帰国。帰国と同時に京都大学の博士課程も修了した。

大学の非常勤講師を始めて半年が経つと、奈良の国立大学に専任講師の公募が出た。それに応募したところ、研究が評価されて無事に就職が決まった。私は二九歳になっていた。

ものすごく暑いある夏の日、九歳だった唯はエアコンが効いた部屋で熱い食べ物を食べたいと考えました。カレーライスとラーメン、どちらを選ぶでしょうか。カレーライスと思うなら【六】に、ラーメンと思うなら【一〇】に進んでください。

【二四】

私は卒業して銀行に就職し、働いた。二六歳のときに賢太郎さんと結婚し、当初の予定どおり専業主婦になるべく寿退社。二八歳で第一子の男児、健斗を、三二歳で第二子の女児、ゆめを出産。男の子ひとり、女の子ひとりというのは私にとって理想的な家族構成だった。子育てをしながら、毎日出勤する賢太郎さんの世話も焼く。家事に追いたてられていても、私は充実した毎日を送っていた。

ところが三五歳のとき、テーブルの上に置かれた賢太郎さんのスマホの画面に違和感を覚えて、良くないと思いつつも覗きこんでしまう。そこには派手な絵文字や画像が出ている。アプリをスクロールすると、女性の上司らしい。信じたくないけれど、賢太郎さんはその女と浮気をしているようだった。

唯が好きなのは甘酒か梅酒かどちらでしょう。甘酒だと思うなら【三十二】へ、梅酒だと思うなら【一六】に進んでください。

【二五】

私の研究者としての四〇代は、当事者研究とオープンダイアローグの総合にもとづく可能性をさらに探求するために割りあてられた。賢太郎さん、結、健威、みんな毎日元気に過ごしていて、家庭では毎日たっぷりと癒されることができた。我ながら、笑いが絶えない最高の家族になったと思っている。

五二歳のときに、私の長年の研究がまたひとつ実を結んだ。博士論文のあとも苦闘しつづけたオープン研究に関する理論を整備し、単行本『これがオープン研究です!!』を刊行したのだ。同僚の真笠茲教授は、「参加者各自がホワイトボードに会合の内容を連動的に記入しあうことが、ナラティヴ的存在者としての人間から「現れの空間」を留保しつつ、他者の他者性を裏返しながら否定的に現前の再構成を実現するのかもしれませんね」とコメントを寄せてくれたけれど、私には彼が何を言っているのかわからなかった。

私は五八歳のときに、これまでの研究を総決算した単行本『オープン研究と当事者ダイアローグ』を刊行した。評判が評判を呼び、絶賛してくれる書評がいくつも書かれて、七八カ国語に翻訳された。日本語オリジナルの帯には「精神医学と臨床心理学の最新の古典！」と書かれていて、オリジナル版だけで一五〇万部を突破。全世界での売り上げは二〇〇〇万部に達している。私は世界中を講演旅行で飛びまわって忙しくなった。

結も健威も社会人になり、私は定年の七五歳まであと五年。賢太郎さんは七九歳になったけど、まだまだ元気だ。彼は、おじいちゃんになってもイケメンだった。私の人生はとても幸せなものだったと感じる。

おしまい

【二六】

運命の転機は四三歳のときだった。和歌山県職員を名乗る男から、「ＴＯＭ」を発展させるために有識者を一〇〇〇人集める一大イベントを開いてほしい、和歌山県としては費用を全額負担すると言われたのだった。私は彼の言うことを完全に信じてしまった。結果、イベントは大盛況に終わったのだけれど、実はその男は和歌山県とはなんのつながりもない詐欺師だった。

このときの負債を完済することは、ついに叶わなかった。私が四七歳のときに「TOM」は解散。そんな折に、賢太郎さんが「TOM」の若い女性職員と浮気していたことまで発覚した。私は酒に溺れるようになり、五二歳でアルコール依存症と診断された。私の生活は荒廃し、気がつくと賢太郎さんは家を出てしまっていた。かつての仲間も散り散りになった。私は何もかもわからなくなった。

でも主治医とカウンセラーの、そして何より由太郎の懸命な努力によって、私は徐々に依存症から回復していった。今年は七〇歳の古希。途中からすっかり横転してしまった人生だけれど、アルコールからは一〇年以上、手を切ることができている。こうなったら、とことんやるまでだ。私はどこまでもしぶとく生きぬいてやろうと闘志を燃やしている。

おしまい

【二七】

「みのりて」の運営はおもしろいようにうまくいった。私は当事者研究とオープンダイアローグを変形させることによって、「当事者オープン」と「研究ダイアローグ」という対人援助支援法を構築し、全国に普及させた。ティール組織による成功事例としても注目を浴び、五〇代のころには、「みのりて」は「日本でいちばん有名な福祉施設」と呼ばれるようになった。

六〇代になると、私は「みのりて」の全国支部を作り、同じくティール組織で運営したのだが、これもすべて大成功を収めた。七〇歳になったのを機に「みのりて」グループの経営から退任し、株による資産運用を始めたのだが、これがやはりおもしろいように大当たり。すっかり日本を代表する資産家になった。双極性障害は中年以来なりを潜めている。家族を持てなかったことはちょっと寂しいけれど、たっぷりと自由を満喫できたのだから、これはこれで良い人生だったと思う。八六歳になったいまも、私はまだまだ健康だ。

おしまい

【二八】

私は二二歳で就職し、認知症ケアの現場に入った。私が働くようになった施設「ユマニチュード」は、その名のとおり、対人ケアの思想にして技法、ユマニチュードにもとづいたケアをおこなっていた。私はこのユマニチュードに魅せられ、その思想の自分なりの深化とその技術の獲得に夢中になった。

二五歳で賢太郎さんと結婚。二九歳のときに長男が生まれ「由太郎《ゆたろう》」と名づけた。三四歳のときに次男が生まれ、「健威《けんい》」と名づけた。三八歳のときに三男が生まれ、「結《ゆう》」と名づけた。長男と次男は「ゆい」と「けんたろう」から、三男は「ゆい」「むう」から音を取って、組みあわせた。男の子ばかり三人いて、とてもにぎやかな家族になった。

唯は女の子もひとり欲しかったと考えているでしょうか。考えていると思うなら【二】に、思わないなら【九】に進んでください。

【二九】

当事者批評はそれから一〇年近く私の支えになったけれど、四八歳のとき、若いころから恐れていた双極性障害がついに発症した。それからの日々は激動だった。私は「眼♥か&ま$ヲせγぱーーー!」と絶叫したけれど、それで何がどうなるというものでもなかった。

六四歳になって、私は意気消沈し、絶望した。私は秋の星空を仰いで、うめいた。「私が何をしたというのですか」。神とも仏ともつかない者に対する呪詛の言葉だ。

そのときだった。星空の彼方から空飛ぶ円盤がやってきて、奈良公園の鹿たちと私の眼の前に着陸した。明らかに地球上のものとは思えない生命体が、円盤のなかから現れた。

私は絶句した。

「あなたたちはいったい？」

「恐れるな地球の女よ。私たちはお前を今日から毎日、一日ずつ若返らせることにしたぞ」

「ちょ、なんですと！」

「何か質問はあるか」

「ありすぎます！」

「ひとつだけなら答えよう」

「あなたたちはそもそも何者ですか」

「答えたくないから答えない。さらばだ。人生をたっぷりと楽しみなおすと良い」

空飛ぶ円盤は、鹿たちと私の眼の前から飛びさった。

それから私は実際に一日ごとに一日分だけ若返った。初めは半信半疑だったけれど、あれから十年が過ぎたいまははっきりとわかる。七四歳のはずの私は、五四歳くらいに戻っているのだ。なんということだろうか。

でも、この若返り方は幸せなのだろうか。中年女性から若い女性へ、少女へ、赤ん坊へと戻ってゆく。そしてそのあとは胎児になって、最後は精子と卵子に分裂して、一生を終える（？）のだろうか。想像しようとしても、想像しきれずに震えてしまう。こんな宇宙的ホラーがあったなんて。

私は一日一日を戦々恐々としながら、五四年後の運命を思って怯えている。

おしまい

【三〇】

私はそのあともずっと「爺」に関わりつづけた。毎回毎回がキラキラした体験だった。賢太郎さんからも「唯ちゃんは爺に行くと、いつもゆいゆいしてるね」と言われた。「ゆいゆいしてる」だなんて、賢太郎さんが口にする言葉はオシャレで、それに優しいなと思った。

大学を卒業したあと、私はフリーターになったけれど、福祉の仕事に就くために資格の勉強を始めた。二三歳のときに「爺」の主宰をQ菜さんから引きついだのは、Q菜さんがパートナーの地元、淡路島に引っこすことになったからだ。私はこれは転機ではないかとピンと来た。そこで炊きたてさんと刻一郎さんに相談した。

「私、「爺」をもっと大きな組織として発展させたいんです」

「ほほう、そんなことを考えましたか」

「唯さんは大胆ですね」

「めざすはNPO法人です！　いいですか」

「リーダーの唯さんが言うのだから、良いと思います。私には何も言うことはありませんよ」

「自分にもないですね。炊きたてさんがOKなんだから」

こうして、私が二五歳のときに、NPO法人「当事者研究とオープンダイアローグで結ばれる会（TOM）」が立ちあがった。私が代表に就任し、炊きたてさんと刻一郎さんに顧問を依頼した。ふたりは「本当にやるとは」、「唯さん恐るべし」などと言っていた。それからは夢中でいろんな企画を組んだけど、なかなかうまくいかず、迷走気味なときもあった。それでも自分が立ちあげた組織の運営はとても楽しかった。

プライヴェートでは二八歳のときに賢太郎さんと結婚。三一歳で男の子を出産し、「けんたろう」の「たろう」と「唯」の「ゆ」を取って「由太郎」と名づけた。由太郎は誰からでもかわいがられる子で、賢太郎さんと私はなかば冗談、なかば本気で「誘拐されないようによく注意しないと」と言って笑いあった。今年小学一年生になったけれど、空色のランドセルがとてもよく似合っている。

「TOM」は結成から一〇年のあいだに、いろいろな出来事を経験した。炊きたてさんは本業が忙しくなったということで顧問から退き、私が顧問に就任するとともに、副代表として一〇年にわたって法人を支えてくれた四歳年下の女性、美咲さんに代表を譲った。でも新代表をサポートするためにイベントに出ずっぱりのため、「院政」とか「大御所」などと陰口を言われてしまう。ちょっと反省しているところ。

唯は数字の5、7、9のうち、どれがいちばん好きでしょうか。5だと思うなら【一一】、7だと思うなら【二六】、9だと思うなら【一七】に進んでください。

【三一】

大学三回生のおわりごろ、春休みに賢太郎さんと結婚した私に向かって、周囲は一斉に驚きの声をあげた。

「いまどき学生結婚する？」

「すごーい」

「輪っか」でも同輩たち、後輩たちから大いにいじられてしまった。就職活動はせずに家庭に入ることにしたから、四回生のときは「遅ればせの花嫁修行」のつもりで暮らしていた。私たちは宇治市の閑静な住宅地に住んだ。

卒業間近の冬に第一子を出産。女の子の「優理」。私は憧れの母親になった。二五歳で第二子を出産。男の子の「健斗」。二九歳で第三子を出産。女の子の「ゆめ」。三三歳の今年、第四子を出産。男の子の「啓《けい》」。女児、男児、女児、男児と生まれたけれど、もちろん産みわけたわけではない（というか、そんな技術は存在しない）。

結婚前から「できれば大家族！」と賢太郎さんに伝えていて、家計は火の車だけど、いつも明るく楽しく主婦と母親を務めている。夫の世話と子育てで疲れることもあるけれど、いまでも続いている「蕣」に行って、当事者研究やオープンダイアローグ・アプローチに参加することで、ストレス発散。いまの主宰者は、途中から毎回参加するようになったレンツさん。美希さんとは五年くらい交際したあと別れて、まだ結婚していない。

唯はかき氷のシロップのうち、レモンとブルーハワイのどちらが好きでしょうか。レモンだと思うなら【二二】、ブルーハワイだと思うなら【一二】に進んでください。

【三三】

私は賢太郎さんにやんわりと警告したけれど、その上司との関係は終息しそうになかった。私たちは離婚し、親権を得たのは私のほうだった。あの人には心から落胆したけれど、起こってしまったこと、過ぎてしまったことはどうしようもない。

私は子どもたちに言い聞かせて、沖縄の離島に移住した。その島で私は、賢太郎さんから送られてくる慰謝料と養育費を使って、自由な生活を送った。たまたまその島に住んでいた「琉球王国復興」を掲げる二三歳年上の活動家と親しくなったのが、つぎの転機。いつしか私もその活動にのめりこむようになり、三九歳で彼と結婚した。健斗は一一歳、ゆめは七歳と多感な時期だったけれど、私の無軌道ぶりを子どもながらハラハラ見守っていたらしく、生活が安定するのを歓迎してくれた。

来年、その再婚からもう二〇年が経つ。夫は八〇歳を超えているけれど精力的で、賢太郎さんよりもずっと魅力的な人だ。健斗もゆめも沖縄県の公務員になって立派に働いている。琉球王国を復興し、本土からの独立を果たす。その目標に向かって、私はどこまでも走ってゆく。

おしまい

あとがき

今年の五月に『みんな水の中――「発達障害」自助グループの文学研究者はどんな世界に棲んでいるか』（シリーズケアをひらく、医学書院）が刊行されてから、この本の執筆に取りかかりました。私は自分が主宰している各種の自助グループ（オンラインとリアルの両方で開催）で、当事者研究ミーティングとオープンダイアローグ風の実践（本書で「オープンダイアローグ・アプローチ」と呼んでいるもの）に取りくんでます。そこから学んだことを、とりあえずまとめてみたいと考えたのでした。

なぜ私は当事者研究とオープンダイアローグに魅了されたのでしょうか。それは私が医療や福祉の支援者だからではありません。私は自閉スペクトラム症（ASD）や注意欠如・多動症（ADHD）を診断された患者、LGBTの要素を持つ当事者、アダルトチャイルド、新興宗教2世などの「当事者性」を持っています。その当事者性によって、私はいくつもの自助グループを立ちあげました。そして、その当初から当事者研究とオープンダイアローグを導入することを決めていました。私にはそれらの実践は自助グループとほとんど不可分のものでした。

斎藤環さんは、オープンダイアローグについて「クライアントの主観、すなわち彼が住んでいる世界をみんなで共有するイメージを大切にする。「正しさ」や「客観的事実」のことはいったん忘れる」と書いています（斎藤 2018）。これは当事者研究に寄ったオープンダイアローグ理解だと思うのですけれど、私には本質が捉えられていると感じられます。当事者研究ミーティングとオープンダイアローグ・アプローチを試行錯誤しているうちに、私のなかでオープンダイアローグと当事者研究は、それぞれ異なったものだと意識しつつも、ますます重なって見えてきました。両方とも、当事者の当事者性が強烈に現前する仕組みだということに魅了されたのです。それは私には自助グループの本質だと感じられました。

この「あとがき」から読む読者はとても多いと思います。それでここでひとつの結論めいたものを書いてしまいますが、当事者研究もオープンダイアローグも精神療法であるものの、それらは「自助グループ化の技法」です。当事者研究では当事者とその仲間（ピア）が協力するというピアサポートが発生します。ひとりで進める「ぼっち研究」もミーティングも心理職がリードすることは多いのですが、その心理職もピアと対等の立場に立ちます。オープンダイアローグでは医師、心理士、患者、患者の家族が対等の立場で対話しますけれど、これは患者が当事者、それ以外の人が当事者仲間の役割を担っていると考えることもできます。

精神療法は、クライアントにとって好ましい種類のものが、また好ましい環境で施されることが、より効果が高いとわかっています（Joshua et al. 2018）。本書で紹介したさまざまなピアサポートのどれかが、あなたにとって好ましければ、あるいはあなたが支援したい相手にとって好ましければ環境を整えた上で、実践してくださるとうれしいです。自助グループの主宰者、ピアサポートの実践者としての私が手応えを感じた手法だけを本書に掲載したものの、どんどん改善されていくべきものと考えています。

この『唯が行く！』は、『みんな水の中』に勝るとも劣らないくらい遊び心のある本になったと思っています。小説風の描写、対話篇、講義、質疑応答、イラストレーション、コマ割りとフキダシの付いたマンガ、詩、マンガめいた落書き、アイデア集、ゲームブックを実装しています。どうかあなたが、気にいってくれますように。

カヴァーの装画は惣田紗希さんにお願いしました。原稿を初めて書きはじめたときから、私の頭には惣田さんの絵のイメージがありました。すてきな絵を描いていただけて、感謝しています。

編集を担当してくださった立石哲郎さんにも最大の感謝を捧げます。六月に「見ていただきたい原稿があります」と突然連絡してから、返信をいただき、原稿を送り、それを読んでいただき、社内会議が開かれ、刊行決定まで二四時間以内という即決ぶりに感激しました。とてもうれしかったですから、刊行が決まったあともたっぷり加筆訂正して、充実させました。

最後に蛇足めいた情報提供をします。本書のイラストレーションの一部は、映画ポスター、テレビドラマの場面、レコード・ジャケットなどに取材したパロディ連作になっています。「意味不明」と思われるのも悲しいですから、元ネタを明かしておきます。「青空」は『風立ちぬ』（10頁）、「高校時代の唯」は『ハリーポッターと賢者の石』（74頁）、「刻一郎と玲」は『逃げるは恥だが役に立つ』（117頁）、「グアテマラの炊きたて」はキャプテン・ビーフハート・アンド・ヒズ・マジック・バンドの『トラウト・マスク・レプリカ』（165頁）、「夢みるレンツ」は『天空の城ラピュタ』（220頁）、「ふたり」は『ラ・ラ・ランド』（226頁）です。みなさん、気づいていてくださっていたでしょうか。

それでは、みなさん、また会う日まで。

二〇二一年七月
横道　誠

参考文献　　（引用または参照を指示したものに限る）

アダルト・チルドレン・アノニマス（2015）『ミーティング・ハンドブック』、第3版、ACA事務局
アブラモウィッツ、ジョナサン、S.（2014）『ストレス軽減ワークブック――認知行動療法理論に基づくストレス緩和自習書　プレッシャーを和らげ、関わりを改善し、葛藤を最小限にする単純な戦略』、高橋祥友（監訳）、金剛出版
綾屋紗月（2017）「当事者研究をはじめよう！――当事者研究のやり方研究」、『みんなの当事者研究』（臨床心理学増刊第9号）、金剛出版、74–99ページ
綾屋紗月（2020）「当事者研究の歴史――障害者運動と依存症自助グループの出会い」、『メンタルヘルスの理解のために――こころの健康への多面的アプローチ』、松本卓也／武本一美（編著）、ミネルヴァ書房、165–189ページ
アルコホーリクス・アノニマス（2019）『ミーティング・ハンドブック』、NPO法人AA日本ゼネラルサービス
アーロン、エレイン、N.『ささいなことにもすぐに「動揺」してしまうあなたへ。』、冨田香里（訳）、講談社
飯村周平（2021）「HSP（Highly Sensitive Person）の考え方――対人社会的環境という視点からの考察」、『臨床心理学』21（2）号、金剛出版、209–215ページ
伊藤絵美（2021）『コーピングのやさしい教科書』、金剛出版
井庭崇／長井雅史（2018）『対話のことば――オープンダイアローグに学ぶ問題解消のための対話の心得』、丸善出版
ウィンスレイド、ジョン／モンク、ジェラルド．（2001）『新しいスクール・カウンセリング――学校におけるナラティヴ・アプローチ』、小森康永（訳）、金剛出版
浦河べてるの家（2002）『べてるの家の「非」援助論――そのままでいいと思えるための25章』、医学書院
浦河べてるの家（2005）『べてるの家の「当事者研究」』、医学書院
エピクテトス（2021）『人生談義』、下巻、國方栄二（訳）、岩波書店
大牟田透（2021）「空気を読みすぎ疲れてしまう「繊細さん」　私も?――精神科医・松本卓也さん「自分もそうかも、気づくことが第一歩」」、朝日新聞DIGITAL、2021年4月24日（https://www.asahi.com/articles/ASP4R3T1NP4QUPQJ00G.html）
ガーゲン、ケネス、J.／ガーゲン、メアリー（2018）『現実はいつも対話から生まれる――社会構成主義入門』、伊藤守（監訳）、二宮美樹（翻訳統括）、ディスカヴァー・トゥエンティワン
亀岡智美（2020）『子ども虐待とトラウマケア――再トラウマ化を防ぐトラウマインフォームドケア』、金剛出版
神田橋條治（2021）「複雑なPTSDの治療手順――複雑性PTSDの臨床」、『精神療法』45（3）号、金剛出版、 17–23ページ
菊池美名子（2021）「痛みと希望の弁証法――複雑性PTSDと心的外傷後成長（PTG）の関係

から」、『複雑性PTSDの臨床――“心的外傷〜トラウマ”の診断力と対応力を高めよう』、金剛出版、67–79ページ
岸見一郎／古賀史健（2013）『嫌われる勇気――自己啓発の源流「アドラー」の教え』、ダイヤモンド社
共同訳聖書実行委員会（2001）『聖書――新共同訳　旧約聖書続編つき』、日本聖書協会
キリアコフ、オリビア／トレジャー、ジャネット／レンカー、サイモン（2014）「摂食障害のケアと治療における親の影響と重要性」、『モーズレイ摂食障害支援マニュアル――当事者と家族をささえるコラボレーション・ケア』、ジャネット・トレジャー／ウルリケ・シュミット／パム・マクドナルド（編）、中里道子／友竹正人（訳）、金剛出版、309–319ページ
熊谷晋一郎／國分功一郎（2017）「来たるべき当事者研究――当事者研究の未来と中動態の世界」、『みんなの当事者研究』（臨床心理学増刊第9号）、熊谷晋一郎（編）、金剛出版、12–34ページ
熊谷晋一郎（2020）『当事者研究――等身大の〈わたし〉の発見と回復』、岩波書店
グラナダ（2021）「怒りをやり過ごす方法――初歩的アンガーマネージメント」、音楽のある日々（https://gastaldon.biz/angermanagement/）
小海宏之（2019）『神経心理学的アセスメント・ハンドブック』、第2版、金剛出版
國分功一郎（2017）『中動態の世界――意志と責任の考古学』、医学書院
國分功一郎／熊谷晋一郎（2020）『〈責任〉の生成――中動態と当事者研究』、新曜社
斎藤環（2015）『オープンダイアローグとは何か』、医学書院
斎藤環（2018）「オープンダイアローグのわが国の導入可能性」、東京精神医学会第29回生涯教育研修会、2018年11月03日（https://medical-society-production-tkypa.s3.ap-northeast-1.amazonaws.com/uploads/theme/pdf/516/20181103_001.pdf）
斎藤環（2019a）『オープンダイアローグがひらく精神医療』、日本評論社
斎藤環（2019b）「共鳴する対話たち――オープンダイアローグ」、『実践アディクションアプローチ』、金剛出版、84–94ページ
斎藤環（2021）「横道誠『みんな水の中』――発達障害当事者の感覚世界」、『日本経済新聞』2021年6月5日、28面
斎藤環／水谷緑（2021）『まんが　やってみたくなるオープンダイアローグ』、医学書院
斎藤環／村上靖彦（2016）「オープンダイアローグがひらく新しい生のプラットフォーム」、『現代思想』2016年9月号、青土社、28–58ページ
斎藤学（1993）「監訳者まえがき」、A・W・シェフ『嗜癖する社会』、斎藤学（監訳）、誠信書房、ix–xixページ
坂本治也（2019）「日本人の自助・共助・公助意識の分析」、『セミナー年報』、関西大学経済・政治研究所（編）、97–107ページ
シャウアー、マギー／ノイナー、フランク／エルバート、トマス（2010）『ナラティヴ・エクスポージャー・セラピー――人生史を語るトラウマ治療著』、森茂起（監訳）、明石加代／牧田潔／森年恵（訳）、金剛出版
杉野昭博（2007）『障害学――理論形成と射程』、東京大学出版会
鈴木美登里／齋藤ユリ／池上正樹／竹中哲夫／船越明子／丸山康彦／田中敦／中垣内正和

(2017)「ひきこもりへの支援において重要となる技法」、『地域おけるひきこもり支援ガイドブック——長期高年齢化による生活困窮を防ぐ』、金剛出版、77–132ページ
セイックラ、ヤーコ /アーンキル、トム、E.(2016)『オープンダイアローグ』、高木俊介／岡田愛(訳)、日本評論社
セイックラ、ヤーコ／アーンキル、トム、E.(2019)『開かれた対話と未来——今この瞬間に他者を思いやる』、斎藤環(監訳)、医学書院
宗左近(2021)「福島県立清陵情報高等学校校歌」、福島県立清陵情報高等学校(https://seiryojoho-h.fcs.ed.jp/) ※年数は閲覧年
竹端寛(2016)「「いま・ここ」を外さない対話」、ヤーコ・セイックラ／トム、E.アーンキル／高橋睦子／竹端寛／高木俊介『オープンダイアローグを実践する』、日本評論社、59–72ページ
立岩真也(2000)「選好・生産・国境(下)——分配の制約について」、『思想』2000年3月号、岩波書店、122–149ページ
立岩真也(2004)『ALS——不動の身体と息する機械』、医学書院
チクセントミハイ、M.(2000)『楽しみの社会学』、改題新装版、今村浩明(訳)、新思索社
柘植雅義／インクルーシブ教育の未来研究会(2019)『小中学生のための障害用語集——みんなに優しい学校と社会を願って』、金剛出版
長井真理(1991)『内省の構造——精神病理学的考察』、岩波書店
長野光(2021a)「精神医療で注目を集めるオープンダイアローグどこまで効くか?——精神科医の斎藤環氏が語る、話をひたすら聞いていく治療法の意味 (3) オープンダイアローグ実践時の注意点」、JBpress、2021年6月24日(https://jbpress.ismedia.jp/articles/-/65772?page=3)
長野光(2021b)「精神医療で注目を集めるオープンダイアローグどこまで効くか?——精神科医の斎藤環氏が語る、話をひたすら聞いていく治療法の意味 (4) 対話における沈黙の重要性とは」、JBpress、2021年6月24日(https://jbpress.ismedia.jp/articles/-/65772?page=4)
中村克洋(2017)「"説得"コミュニケーションの研究——Self Persuasion『自主説得』の考察」、『広島経済大学創立五十周年記念論文集』上巻、733–768ページ
納富信留(2021)『ギリシア哲学史』、筑摩書房
成瀬暢也(2016)『薬物依存症の回復支援ハンドブック』、金剛出版
西尾和美(1999)『機能不全家族——「親」になりきれない親たち』、講談社
野口裕二(2018)『ナラティヴと共同性——自助グループ・当事者研究・オープンダイアローグ』、青土社
帚木蓬生(2017)『ネガティブ・ケイパビリティ——答えの出ない事態に耐える力』、朝日新聞出版
平木典子／金井壽宏(2016)『ビジネスパーソンのためのアサーション入門』、金剛出版
広井良典(1999)『日本の社会保障』、岩波書店
フランクル、ヴィクトール、E.(1985)『死と愛——実存分析入門』、霜山徳爾(訳)、新装版、みすず書房
ベイトソン、グレゴリー(2000)『精神の生態学』、佐藤良明(訳)、改訂第2版、新思索社
べてるしあわせ研究所(2009)『レッツ!当事者研究』、向谷地生良(編集協力)、NPO法人地域精神保健福祉機構・コンボ
細江逸記(1928)「我が國語の動詞の相(Voice)を論じ、動詞の活用形式の分岐するに至り

し原理の一端に及ぶ」、『岡倉先生記念論文集』、市河三喜（編）、岡倉先生還暦祝賀會、96–130ページ
細川貂々（2019）『生きづらいでしたか？——私の苦労と付き合う当事者研究入門』、平凡社
細見和之（2009）『ベンヤミン「言語一般および人間の言語について」を読む——言葉と語りえぬもの』、岩波書店
ポッターエフロン、ロナルド、T.／ポッターエフロン、パトリシア、S.（2016）『アンガーマネジメント11の方法——怒りを上手に解消しよう』、藤野京子（監訳）、金剛出版
堀越勝（2014）「問う。「ソクラテス式問答法」」、『精神療法』40（6）号、金剛出版、804–810ページ
ホワイト、マイケル（2009）『ナラティヴ実践地図』、小森康永／奥野光（訳）、金剛出版
本田美和子／ジネスト、イヴ／マレスコッティ、ロゼット（2014）『ユマニチュード入門』、医学書院
マクナミー、シーラ／ガーゲン、ケネス、J.（2014）『ナラティヴ・セラピー——社会構成主義の実践』、野口裕二／野村直樹（訳）、遠見書房
丸尾宗一郎（2021）「ケアが語られる土壌を耕す——編集者・白石正明に聞く」、『群像』、2021年8月号、講談社、218–227ページ
向谷地生良（2005）「序にかえて——「当事者研究」とは何か」、浦河べてるの家『べてるの家の当事者研究』、医学書院、3–5ページ
向谷地生良（2008）「逆転の発想——問題だらけからの出発」、『ケア　その思想と実践1——ケアという思想』、上野千鶴子ほか（編）、岩波書店、107–124ページ
向谷地生良（2009）『統合失調症を持つ人への援助論——人とのつながりを取り戻すために』、金剛出版
向谷地生良（2012a）「当事者研究とは——当事者研究の理念と構成」、当事者研究ネットワーク（https://toukennet.jp/?page_id=2　2012年11月6日公開、2013年4月15日改定）
向谷地生良（2012b）「ソーシャルワークにおける当事者との協働」、『対論　社会福祉学4——ソーシャルワークの思想』、日本社会福祉学会（編）、中央法規出版、245–273ページ
向谷地生良（2013）「当事者研究ができるまで」、『当事者研究の研究』、石原孝二（編）、医学書院、150–175ページ
向谷地生良（2015）『精神障害と教会——教会が教会であるために』、いのちのことば社
向谷地生良（2018）『増補改訂「べてるの家」から吹く風』、いのちのことば社
向谷地生良（2020）「当事者研究とは——当事者研究の理念と構成」、当事者研究ネットワーク（https://toukennet.jp/?page_id=56　2020年6月11日公開）
向谷地生良／川村敏明（2012）「弱さがもたらす豊かなコミュニティ——浦河べてるの家の降りていく挑戦」、『生きる力をつちかう言葉——言語的マイノリティーが「声を持つ」ために』、田中望／春原憲一郎／山田泉（編著）、大修館書店、105–142ページ
村上春樹（1996）『うずまき猫のみつけかた——村上朝日堂ジャーナル』、新潮社
村澤和多里（2021）「「当事者研究」と生命のリズム（前編）——中井久夫の臨床思想に学ぶ」、『精神看護』2021年7月号、医学書院、356–362ページ
茂木健一郎（2016）「フローとゾーン」、脳科学者のひとりごと　時々書生——茂木健一郎オフィシャルブログ、2016年1月24日（https://lineblog.me/mogikenichiro/archives/1070670.html）
本山智敬（2019）「オープンダイアローグとパーソンセンタード・アプローチ——両者の比較から見た

対話の可能性」、『人間性心理学研究』37（1）号、日本人間性心理学会（編）、25–33ページ
森川すいめい（2020）「オープンダイアローグ「トレーナーズトレーニング」をヘルシンキで受けてきました　その1」、『かんかん！　看護師のためのwebマガジン』、医学書院、2020年9月10日（http://igs-kankan.com/article/2020/09/001250/）
森川すいめい（2021）『感じるオープンダイアローグ』、講談社
森田亜紀（2013）『芸術の中動態——受容／制作の基層』、萌書房
矢原隆行（2009）「オルタナティヴとしてのリフレクティング・プロセス——ナラティヴ・アプローチへのシステム論的処方箋」、『ナラティヴ・アプローチ』、野口裕二（編）、勁草書房、53–76ページ
横道誠（2021）『みんな水の中——「発達障害」自助グループの文学研究者はどんな世界に棲んでいるか』、医学書院
吉田精次（2020）『万引きがやめられない——クレプトマニア（窃盗症）の理解と治療』、金剛出版
ラルー、フレデリック（2018）『ティール組織——マネジメントの常識を覆す次世代型組織の出現』、鈴木立哉（訳）、嘉村賢州（解説）、英治出版
Alcoholics Anonymous (2001), Alcoholics Anonymous: The Story of How Many Thousands of Men and Women Have Recovered from Alcoholism. 4th edition. New York (Alcoholics Anonymous World Services).
Arendt, Hannah (1998), The Human Condition. Introduction by Margaret Canovan. 2nd ed. Chicago (University of Chicago Press).
Arendt, Hannah / Heidegger, Martin (2002), Briefe 1925 bis 1975 und andere Zeugnisse. Aus den Nachlässen herausgegeben von Ursula Ludz. 3., durchgesehene und erw. Aufl. Frankfurt am Main (Klostermann).
Barthes, Roland (1984), Le bruissement de la langue. (Essais critiques, 4.) Paris (Seuil).
Бахтин, Михаил М. (2002), Собрание сочинений. Т. 6 (Проблемы поэтики Достоевского", 1963: Работы 1960-х-1970-х гг). Редакторы тома, С.Г. Бочаров и Л.А. Гоготишвили. Москва (Русские словари / Языки славянской культуры).
Benjamin, Walter (1991), Gesammelte Schriften. Unter Mitwirkung von Theodor W. Adorno und Gershom Scholem, hrsg. von Rolf Tiedemann und Hermann Schweppenhäuser. Bd. II-1. Frankfurt am Main (Suhrkamp).
Benveniste, Émile (1966), Problèmes de linguistique générale. T. 1. Paris (Gallimard).
Frakt, Austin / Carroll, Aaron E. (2020), "Alcoholics Anonymous vs. Other Approaches: The Evidence Is Now In," The New York Times. March 11, 2020 (https://www.nytimes.com/2020/03/11/upshot/alcoholics-anonymous-new-evidence.html)
Frankl, Viktor E. (2005), Ärztliche Seelsorge: Grundlagen der Logotherapie und Existenzanalyse: Zehn Thesen über die Person. Hrsg. von Alexander Batthyany. 11., überarbeitete Neuauflage. Wien (Deuticke im Paul Zsolnay).
Frankl, Viktor E. (2020), Trotzdem Ja zum Leben sagen: Ein Psychologe erlebt das Konzentrationslager. Vorwort von Hans Weigel. 9. Auflage. München (Kösel).
Morgan, Alice (2000), What is Narrative Therapy? An Easy-to-Read Introduction. Adelaide (Dulwich

Centre Publications).
Heidegger, Martin (1988), Zur Sache des Denkens. 3. Auflage. Tübingen (Max Niemeyer).
Heidegger, Martin (2000), Reden und andere Zeugnisse eines Lebensweges, 1910–1976. (Gesamtausgabe, Bd. 16). Hrsg. von Hermann Heidegger. Frankfurt am Main (Klostermann).
Heidegger, Martin (2001), Sein und Zeit. 18. Auflage. Tübingen (Max Niemeyer).
Heidegger, Martin (2005), Bremer und Freiburger Vorträge. (Gesamtausgabe, Bd.79). Hrsg. von Petra Jaeger. 2., durchgesehene Auflage. Frankfurt am Main (Klostermann).
Heidegger, Martin (2010), Über den Humanismus. 11. Auflage. Frankfurt am Main (Klostermann).
Swift, Joshua, K. / Callahan, Jennifer L. / Cooper, Mick / Parkin, Susannah R. (2018), "The Impact of Accommodating Client Preference in Psychotherapy: A Meta-Analysis," Journal of Clinical Psychology 74 (11), pp. 1924–1937.
Laertius, Diogenes (1972), Lives of Eminent Philosophers. With an English translation by R.D. Hicks. Repr. with new introductory material. Cambridge, Massachusetts (Harvard University Press).
Mehring, Reinhard (2019), Martin Heidegger und die „konservative Revolution". Freiburg (Herder).
Mohler, Armin (2005), Die konservative Revolution in Deutschland 1918–1932. Ein Handbuch. 6., völlig überarbeitete und erweiterte Auflage. Graz (Karlheinz Weissmann).
NHS (2019), "5 Steps to Mental Wellbeing," NHS(https://www.nhs.uk/mental-health/self-help/guides-tools-and-activities/five-steps-to-mental-wellbeing/) ※年数は閲覧年。
Oliver, Michael (1995), Understanding Disability: From Theory to Practice. Basingstoke (Macmillan).
Sank, Lawrence I. / Shaffer, Carolyn S. (1984), A Therapist's Manual for Cognitive Behavior Therapy in Groups. New York / London (Plenum).
Sears, Melanie (2010), Humanizing Health Care: Creating Cultures of Compassion With Nonviolent Communication. Encinitas, California (PuddleDancer).
Vonnegut, Kurt (1991), Slaughterhouse-Five, or, The Children's Crusade: A Duty-Dance with Death. New York (Dell).

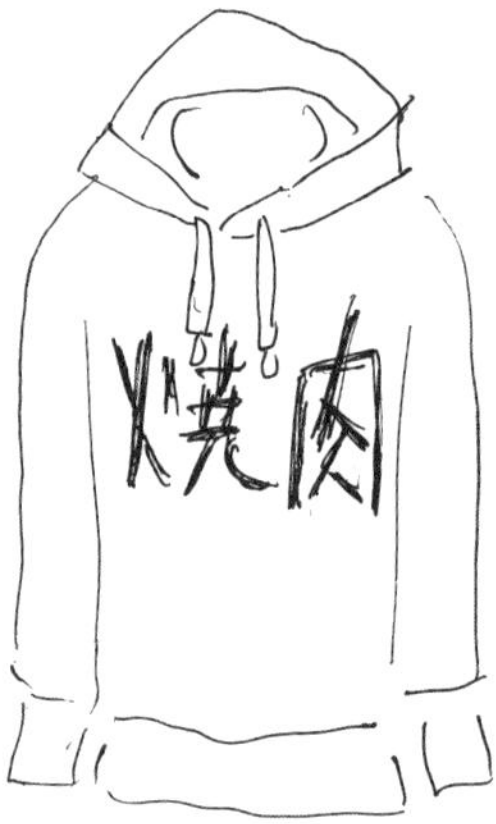
焼肉

横道 誠（よこみち・まこと）
一九七九年生まれ。京都大学大学院人間・環境学研究科研究指導認定退学。現在、京都府立大学准教授。専門は文学・当事者研究。『唯が行く！』の登場人物たちについてあれこれ考えるのが楽しかったため、その作業が終わってちょっと寂しいです。

唯《ゆい》が行《い》く！
当事者研究《とうじしゃけんきゅう》とオープンダイアローグ奮闘記《ふんとうき》

2022年1月20日　印刷
2022年1月30日　発行

著　者　横道　誠
発行者　立石正信
発行所　株式会社　金剛出版
〒112-0005　東京都文京区水道1-5-16
電話03（3815）6661（代）
FAX03（3818）6848

装丁・装画◎惣田紗希
本文組版◎nu
本文挿絵◎横道　誠
印刷・製本◎音羽印刷

ISBN978-4-7724-1876-8　C3011 Printed in Japan ©2022